健康リモートワーク読本

―コロナ新時代の働き方―

産業医
山越 志保

メディア・ケアプラス

本書を読んで、もっと元気に、もっと快適に、もっと健康に

産業医科大学産業衛生教授　浜口伝博

予防医学の時代を反映してか、このところ医師の間では「産業医」への関心が高まっています。テレビでも一気に「産業医」という言葉を耳にすることが増えました。それは、新型コロナウイルスのワクチン接種が２０２１年６月から職場展開されるにあたり、大手企業では「産業医」による接種が始まる……というふうな報道が連日なされたからです。「産業医」は大手企業だけにいるのではなくて、50人以上の企業なら必ず選任されています（そうしなければ法律違反です）から本当は身近な存在のはずですが、会社に常駐しているわけではないので、その役割をよく知られていないという実情があります。

もちろん、「産業医」の本来業務はワクチン接種ではありませんが、このような危急の際に職場の皆さんの健康を守るために活躍する医師として注目されたことは非常に喜ばしいことと感じています。

さて、では「産業医」は通常どんな仕事をしているのでしょうか。その答えは「産業保健活動」という言葉で言い表されていますが、かっこよく言えば、働く人たちが、〝安全〟に、〝健康〟に、〝快適〟に、〝幸せ〟に働くためのすべての健康管理活動を行っているということになります。典型的な例を言えば、「産業医」が個人の健診結果を手元に置きながら、皆さんに個別に健康についてア

ドバイスすることです。話題は、食事、飲酒、喫煙、睡眠、運動、休養、ストレス対策や病気相談、心理相談など職場や生活全般でのことに及びます。

そんな中、コロナ禍で生活スタイルが変わり、体調を崩してしまった方々がおられます。在宅勤務で外に出る機会が減り、打ち合わせや会議もオンラインになって、つらい通勤はなくなりましたが、会社帰りの仲間同士の飲み会もなくなり、恒例の歓迎会や送別会もなくなったため、ストレスを発散したり憂さを晴らしたりする機会がなくなりました。

日ごろは気づかないものの、こういうものはなくなって初めてその価値を感じるものですね。このように日常が変化すると、人は体調不良や、気分不調、集中力低下、意欲低下になりがちで、一部の職場ではいまだにこうした苦悩を抱える人が残っています。

そんなコロナ禍で起こっている健康問題や生活上の疑問について、山越志保先生が「産業医」経験で蓄えた健康管理ノウハウをフルに活用して解決策を教えてくれています。現場経験に基づいたアドバイスですので説得力がありますし、「そういえばこれ、知りたかったんだ」といったことまで細かく丁寧に解説されています。ぜひご参考にされてはいかがでしょうか。

はじめに

2019年12月ごろから、中国で新型コロナウイルス感染症の流行が発生しました。その後、毎週のように、新型コロナウイルスの動向を伝えるニュースが日本中を駆け抜けていきました。日本中、いや世界中が、あまり馴染みのない新型コロナウイルスというものに恐れおののきながら、近年経験したことがないような緊張感に包まれました。

そして、2020年4月には第1回目の緊急事態宣言が発令されました。これによって日本全国の人々は、働き方やライフスタイルの大きな変更を余儀なくされました。日本中で最初は、目に見えない敵である新型コロナウイルスと戦いながら、慣れないその新しい働き方やライフスタイルをなんとか実行しようと、日々皆さんは四苦八苦しておられました。中には「デジタルツールを活用した遠隔での働き方やライフスタイルなら感染リスクはないし、通勤時間が減ったりゼロになったりして、かなりいいかも」という楽天的な意見も散見されました。そして、そうこうしているうちに、数ヵ月が経過しました。

2020年の夏ごろからでしょうか、産業医に対し「気分が落ち込む」「仕事が手につかない」「集中できない」などのメンタル不調や、「寝付けない」「朝早く目が覚めてしまう」などの睡眠障害、運動不足、体重増加、糖尿病などの生活習慣病の悪化といった体調不良を訴える社員さんたちからの相談が増えてきました。これまでも私は企業に勤める産業医として、さまざまな不調や相談事に耳を傾けてきましたが、新型コロナウイルスの流行によって、そのウイルス自体への恐怖や不安から来るメンタル不調もしくは、そのウイルスによる感染症の流行によって働き方やライフスタイルを大きく変化させられたことに伴う心身の不調などが起きていることに気づきました。

これまでの働き方やライフスタイルでは生じえなかったようなタイプの不調に驚くとともに、そのような不調に苦しむ社員さんたちを前にして単純に医療職として非常に心が痛くなりました。と申しますのも、たとえ未曾有と言えるような現在の状況でも、体調不良の原因には仕事やプライベートの環境要因や、本人の性格・考え方、ストレス耐性が深く複雑に絡み、そして人間の悩みが生まれるわけですね。社員さん一人ひとりの悩みや課題に耳を傾けながら、私はご本人と一緒にその大きく深いと思われる問題を一つひとつの単純な小さな課題に切り分けていき、そこへ医学的な視点も加えて、社員さんにアドバイスをしていきました。

産業医としてそのような面談を、内科医として診療を繰り返しているうちに、私の非常に単純なアドバイスでも、社員さん個人における問題を切り分けることは、本人をはじめ、周囲の方々もできなくなっていることに気づきました。さらに、社員さんの勤める企業の業種を問わず、それらの問題にはある一定の傾向があることにも気がつきました。そして、日々働くうえで、また生活するうえで「ちょっとした工夫をすれば体調不調に至らないで済むのではないか」「やや不調というくらいで働けなくなるほどにはならないように抑えられるのでは?」と感じましたので、それらの問題を抱える社員さんたちへ私のちょっとした工夫やアドバイスを共有させていただきたいなと思いました。

僭越ながら本書は、全国の産業医もしくは産業保健に携わる医療職をはじめ、産業医を選任する義務のない中小企業や小規模事業所の経営者や管理部門の方々にも手に取っていただき、私の提案する工夫やアドバイスを知っていただきたいと思って筆を執りました。

そして、身近に新型コロナウイルス流行後に不調になってしまった方、もしくは不調になりそうな方がいらっしゃれば、その方に向けて、私がこの本でご提案するメンタルもフィジカルも含めたセルフケアの仕方を、ぜひアドバイスしてほしいと思っています。

さらに本書は、現在お勤めの方やリモートワークで悩みをお持ちの社員さんにもわかりやすいように、イラストや漫画を交えながら解説しました。もはやリモートワークは「コロナの時代」だけでなく、今後の皆様の働き方を大きく変えていくきっかけになっていくと言えましょう。

ぜひ、多くの方に本書を手にしていただき、新しい時代の働き方のご参考にしていただけましたら幸いです。

二〇二一年秋　第六波が来ないことを願いつつ

産業医　山越志保

CONTENTS
もくじ

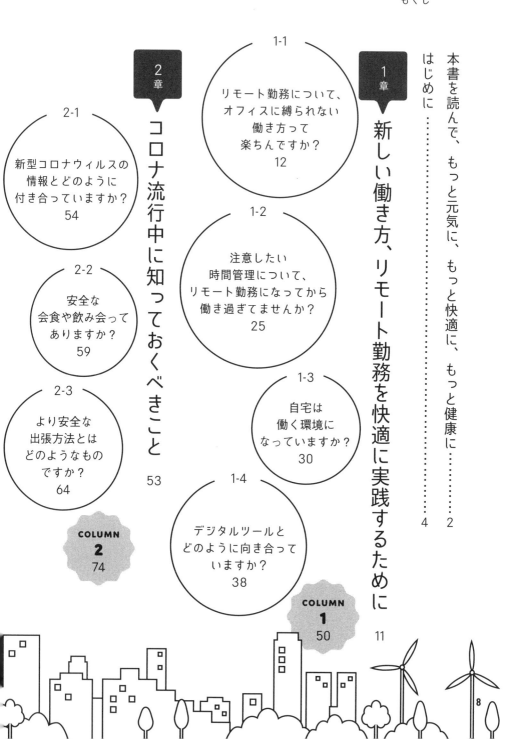

漫画・イラスト：
小山 規

表紙・装丁：
ヒナタラボ株式会社

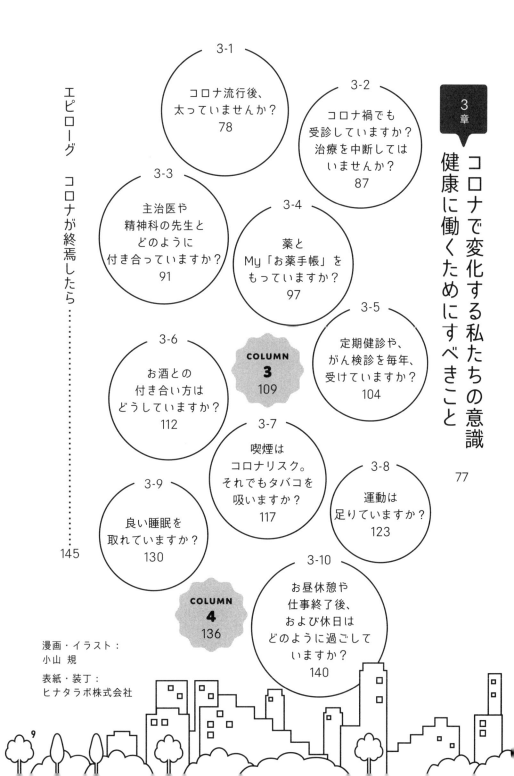

1章

新しい働き方、リモート勤務を快適に実践するために

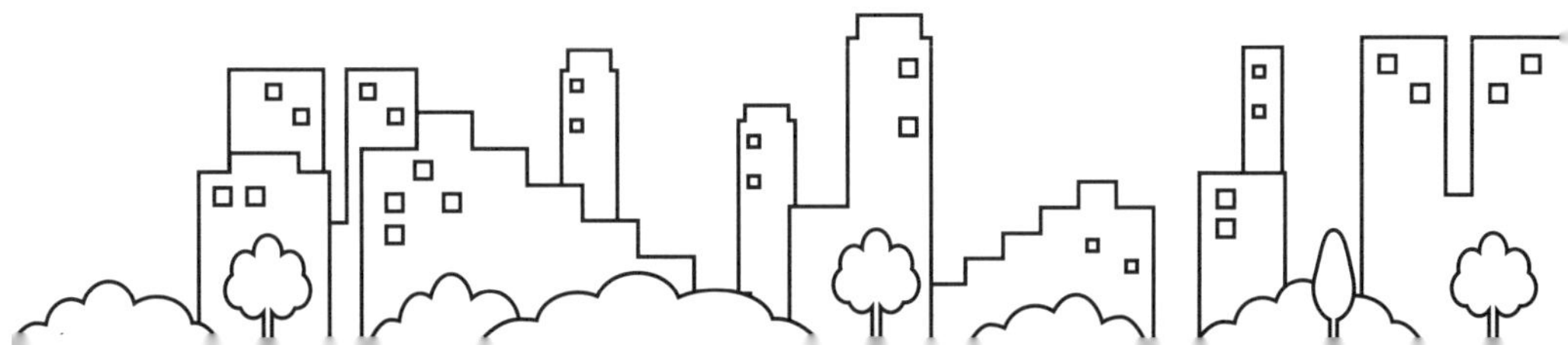

1-1 リモート勤務について、オフィスに縛られない働き方って楽ちんですか？

オフィスに縛られない働き方を長く続けるというのは、本当は大変なことなんです。

リモート勤務を乗り切れるかどうかは自分次第ですので、自己管理能力を問われます！

仕事のオンとオフのけじめを付けられるように、出社時と同じ服装で仕事に取り組みましょう。

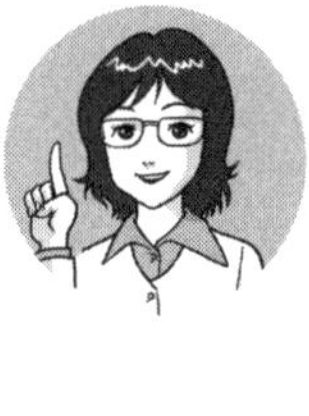

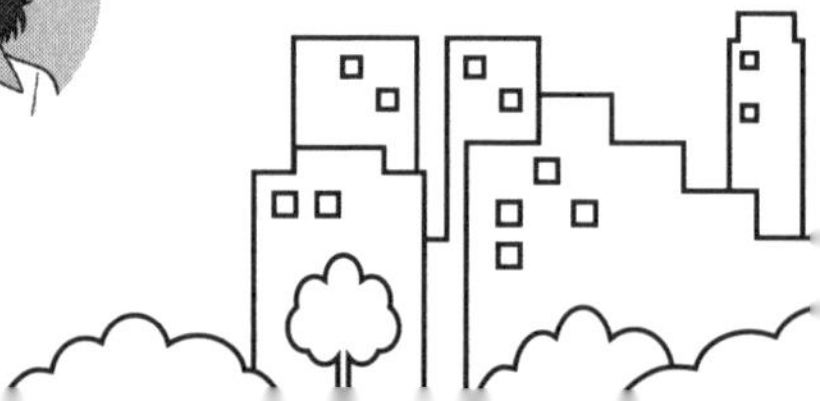

2020年4月の第1回目の緊急事態宣言後の職場におけるドラスティックな変化が、リモート勤務導入の始まりではないでしょうか？　1日8時間勤務とすると、1日24時間のうちの3分の1を占めているのが働いている時間です。その時間を自宅などで働くことになったのです。これはかなり大きな生活の変化だと思います。

それまで、新型コロナウイルス感染症の流行前（以下、コロナ前）まで、大半の日本の企業では出社による勤務が基本となっていました。その裏には、おそらく経営者側や管理職側に「リモート勤務は従業員の管理が難しくなる」「生産性が低下する」といった意識があったのだと思われます。

もちろんコロナ前にも、日本の企業で「リモート勤務もできるよ」と社員さんたちに提唱するような会社がありましたが、その実態を聞いてみると、あまりリモート勤務は実施されていなかったようです。

正直、私自身も、特にメンタル不調や体調不良になった社員さんの病状が安定していない時期などは、リモート勤務に対していい印象を持っていませんでした。上司の労務管理をする上で部下の働き方などが見えなくなってしまう勤務形態だと思っていたからです。

「フリーアドレスのオフィス」を謳う会社にはいつも従業員があふれ、「オフィス席の取り合いになっていた」という声も聞いています。それは会社の問題というよりも、社員さん個々人の意識も大きく作用していたためではないかと思っています。従業員側には「自宅では仕事にならない」「怠けていると思われてしまう」という懸念があったでしょうし、管理職側には「直属の部下が自分の見えない場所で働くということは、部下がどのような働き方をしているかわからない」といった潜在意識があったのではないかと、今になってみるとそう感じてしまいます。

ところが2020年3月に国から強い要請があり、いよいよオフィスへの出社率が厳格に管理され、実際にリモート勤務が始まりました。これまで「リモート勤務したいな」と思っていながら、なかなかできなかった社員さんは内心喜んでリモート勤務を開始したと聞いています。ただし、今やそれが年単位になってきてしまい、皆さんが当初思い描いていたような理想の生活ではないということがわかってきました。

おそらく、多くのリモート勤務の方々は在宅での勤務をしていると思われます。リモート勤務が始まった当初は「通勤時間がゼロか、もしくは少なくなる」「オフィスと違って、仕事中に話しかけてくる同僚や上司がいないので快適に仕事ができる」「仕事に集中できる」「仕事がはかどる」などといった割とポジティブな意見が多かったと思います。そして、介護や育児をする人たちの中には「仕事の合間に介護や育児、家事ができる」といった意見もありました。

ところが、リモート勤務が開始されて1ヵ月を過ぎたころでしょうか、第1回目の緊急事態宣言が発令されてしまいました。その際は学校も休校になってしまい、それに準じて保育園および幼稚園、学習塾や習い事のお教室まで休園・休校となりました。そのときは、現在よりも世の中の雰囲気にただならぬ緊張感があり、騒然となっていたような気がします。記憶をたぐっていくと、確か一部では自粛警察なる者が出てきて、自主的に外出者を取り締まるようなことが起こっていたようです。

そのような状況の中、当初は「リモート勤務は快適だ」と言っていた社員さんたち（多くは一人暮らしの社員さんだったような気がします）には、働き過ぎてしまうせいか体調不良を訴える方が徐々に増えてきました。

もちろん家族のいる社員さんたちも、決して絶好調でリモート勤務をしているわけではありませんでした。自宅で仕事しながら（共働きなら、パートナーも一緒に働きながら）育児をし、さらに

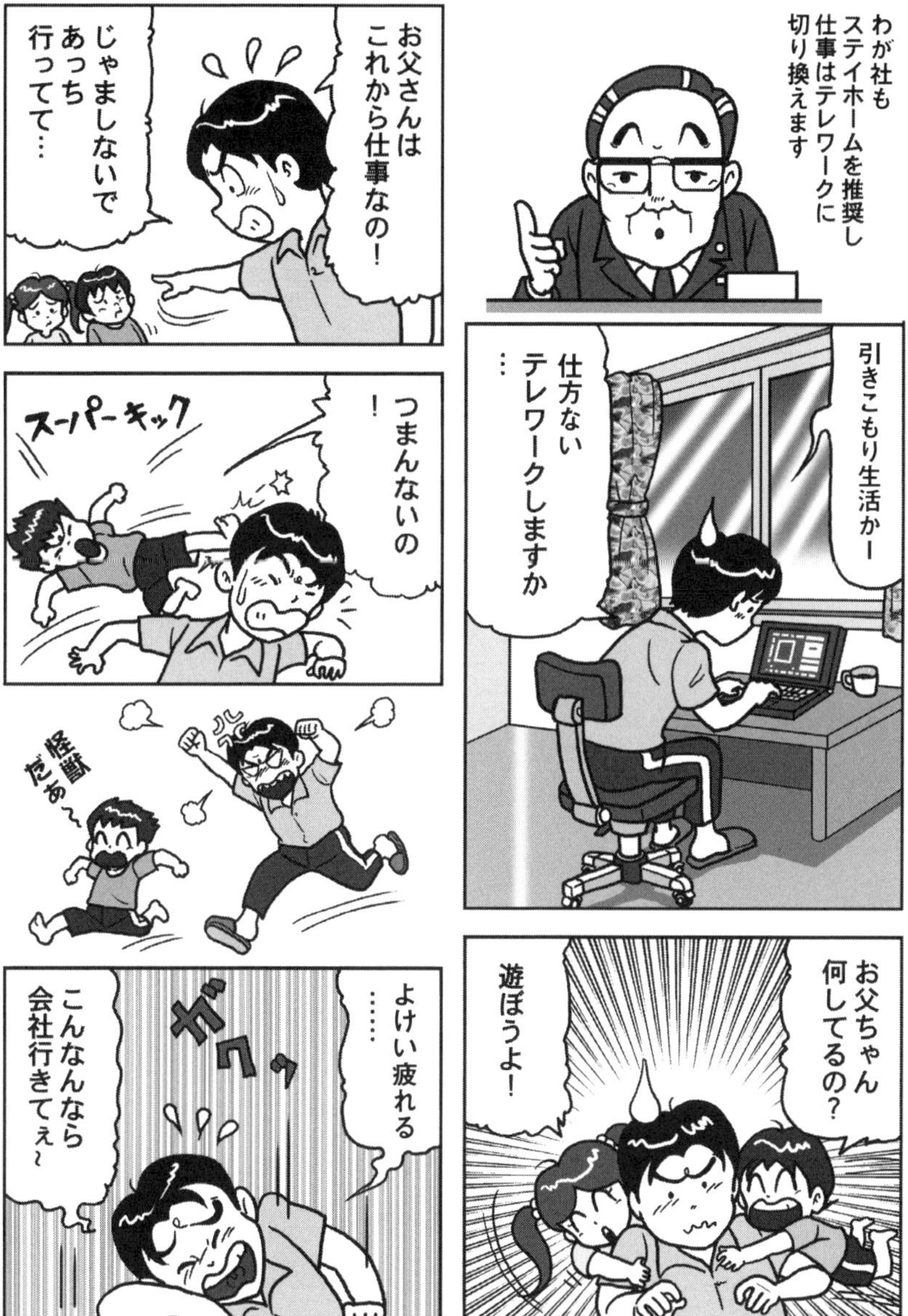
わが社もステイホームを推奨し仕事はテレワークに切り換えます
引きこもり生活かー
仕方ないテレワークしますか…
お父ちゃん何してるの？
遊ぼうよ！
お父さんはこれから仕事なの！
じゃましないであっち行ってて…
つまんないの！
スーパーキック
怪獣だぁ～
よけい疲れる……
ガクッ
こんなんなら会社行きてぇ～

家事の負担も増えてくると、次にどういったことが起こるでしょうか？　日中の時間帯は、仕事とプライベートの線引きすることが非常に難しくなってきます。都心のあまり広くない部屋で、お子さんの様子を見ながら仕事をするということは容易なことではありません。

保育園で預かってもらうような小さなお子さんは、もちろんご両親の目が離せない年齢ですし、自分のことは比較的自分でできる小学生のお子さんであっても、学校にいるようにおとなしく勉強してくれるとは限りません。外遊びもできなくなった子どもたちはエネルギーがあり余ってしまい、仕事中のお父さんやお母さんに「何しているのぉ？」とちょっかいを出してきたり、あるいはマンションの一室で突如として激しい兄弟げんかを繰り広げたり、リビングで遊び回って勉強どころではなくなったりしていたという話をよく聞きました。そんな子どもを叱ったり、なだめたり、時にほめたりしながら仕事するというのは、親のほうにもエネルギーが必要です。

そして時には、そのような状況であっても定刻になれば、こちらの都合はお構いなしにオンラインミーティングが始まるわけで、もちろんそのミーティングへ参加しなければならないのです。当然、職場環境が変わり、そして家庭環境も変化して、家族のいる社員さんたちは大きなストレスを感じるようになり、一部の社員さんからは体調不良の訴えを受けましたし、もう何年も落ち着いていたメンタル疾患が再び悪化したという社員さんの話も聞いています。

では「一人暮らしの社員さんには問題はないのか？」と言うと、私から見ますと「一人暮らしの社員さんにも問題が起こっている」と思えます。都内で一人暮らしをする場合はおそらくワンルームタイプのマンションに住まわれることが多いと思います。同じ部屋で仕事もして食事もして、くつろぐという生活を要求されることになります。日中はつい仕事に追われて、お昼を食べながら仕事してしまう、そして仕事が終わってもついついメールが気になり、会社から支給されたパソコンやスマホで仕事のメールを確認してしまうということが続くと、自宅で仕事をしているときと休んでいるときの境界が曖昧になってきます。

このような社員さんと産業医面談をしていると、男女を問わず、リモート勤務となって自宅で仕事をしているうちに仕事とプライベートの区別がつかなくなってしまったり、つい長時間労働になってしまったりしてきたという傾向が見受けられました。そうなると、仕事をしているときや緊張しているときに優位になる交感神経と、くつろいだり眠ったりしているときに優位になる副交感神経の交換がうまくいかなくなるのでしょうか、本人も気づかないうちに「なんだかリモート勤務が始まってから、調子が悪くなってきたな」という事態に陥るわけです。

アドバイス

一人暮らしの社員さんへ

コロナ禍になって上述のような症状が出てきた迷えるビジネスパーソンには「仕事のオンとオフをはっきりさせるように」とアドバイスしています。ではいったい、具体的にはどうすればいいのか？

その一つ目として「どんなところで働くとしても、身だしなみを整えて仕事を開始するように」と話しています。男性であれば「ヒゲを剃って、髪を整え、仕事用のスーツを着る」。女性であれば「仕事用の化粧をして、仕事用の服装をする」ということです。パジャマや部屋着などで仕事を開始しないことです。

オンとオフを切り替える
＜服装＞

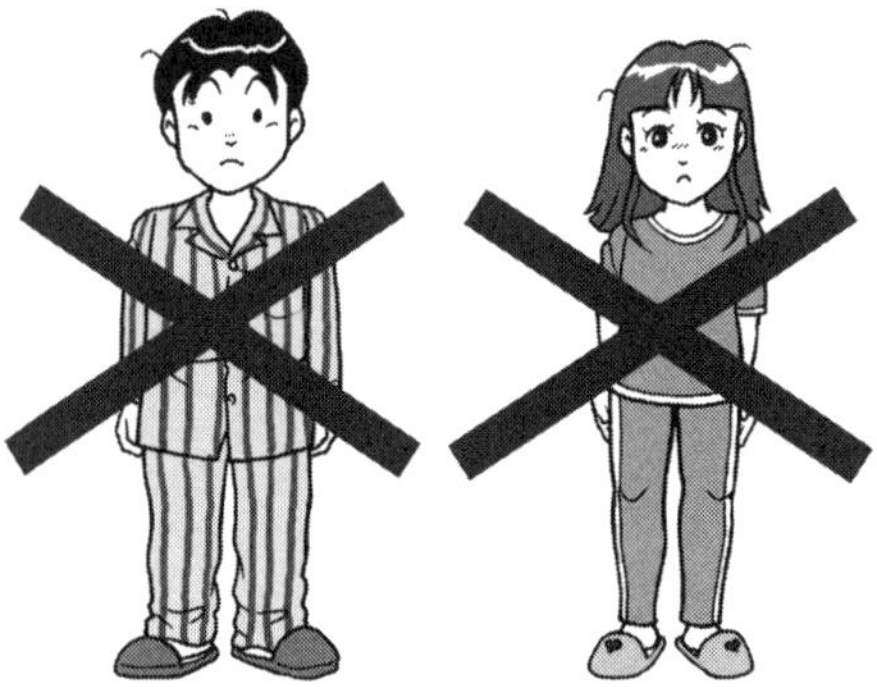

家にいるからといって
仕事のときはフランクな格好はだめです。

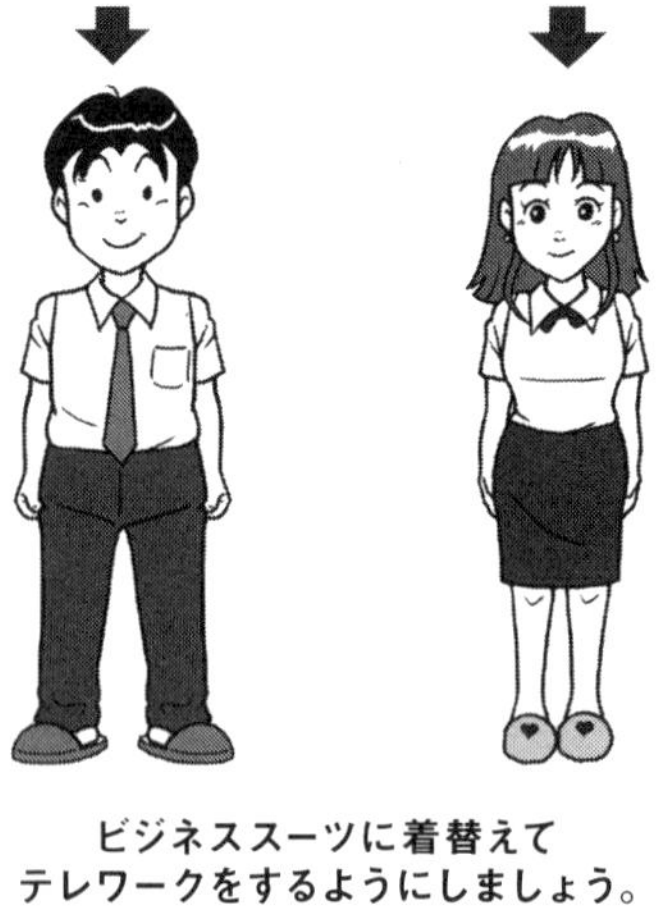

ビジネススーツに着替えて
テレワークをするようにしましょう。
気持ちの切り替えが大切です。

人は服装を変えることで意外と、プライベートな自分から仕事モードの自分に切り替えられるのです。中には「オンラインのカメラに写らないから」と言って、上半身だけ仕事モードに着替えて、下半身はパジャマとか部屋着のままという方がいらっしゃるようですが、これもあまりお勧めしません。気持ちを切り替えるのならば、頭のてっぺんから足の先まですっかり服装を変えることをお勧めします。女性はこれまでどおり、化粧をしてアクセサリーを付けてもいいと思います。

仕事前のルーティン

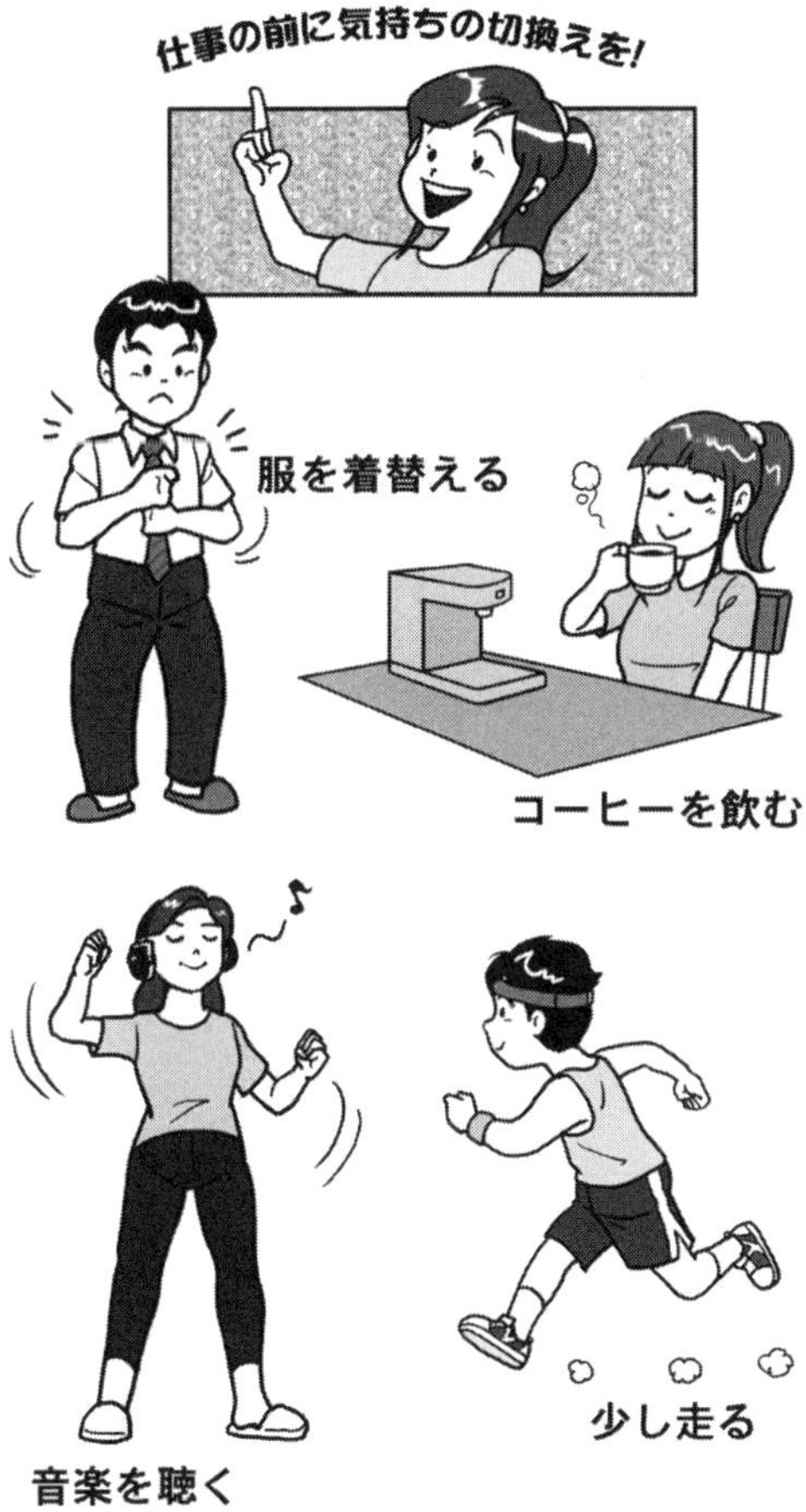

仕事の前に気持ちの切換えを!
服を着替える
コーヒーを飲む
音楽を聴く
少し走る

二つ目として、仕事を始める前に、自分なりの儀式を行うようにすることがお勧めです。例えば、「身支度を調えるということが仕事開始の儀式の一つとなる」と言う人もいますし、「コーヒーを飲む」とか、「お気に入りの音楽を1曲だけ聴く」とか、「10分間ほど散歩してから仕事に取りかかる」といったことでもいいかと思います。

それでも「なかなか仕事モードになれない」とか、「自分で儀式を作るのは難しい」という方には「自分が所属する職場の部署やチームで、10分でもいいから朝会をするように」とお話ししています。ちょっとした打ち合わせのような朝会でもいいし、5分間スピーチを持ち回りでするような朝会でもいいと思います。「朝会が始まったら、仕事モードになる」という自分を作るわけですね。

そして、「仕事の終わりにも、仕事終了の儀式を何か持つといいですよ」とお話ししています。朝会をするのなら、当然、定時の終わりにも夕会として、やはり10分くらいで雑談混じりの1日の振り返りをするのがいいのではないかと思います。

それも「なかなか難しい」「そういう時間を職場の同僚や上司たちと持てない」というときには、「上司たちに一言『お疲れ様でした。明日もよろしくお願いいたします』というメッセージを送ることで自分の仕事を終了とする」という形式でもいいかもしれません。

そして、三つ目としては「自宅の中に、勤務時間として働く空間とプライベートとしてくつろぐ空間を分ける」ということです。いわゆる、仕事部屋（仕事するスペース）をきちんと作ることを

MY 仕事場！

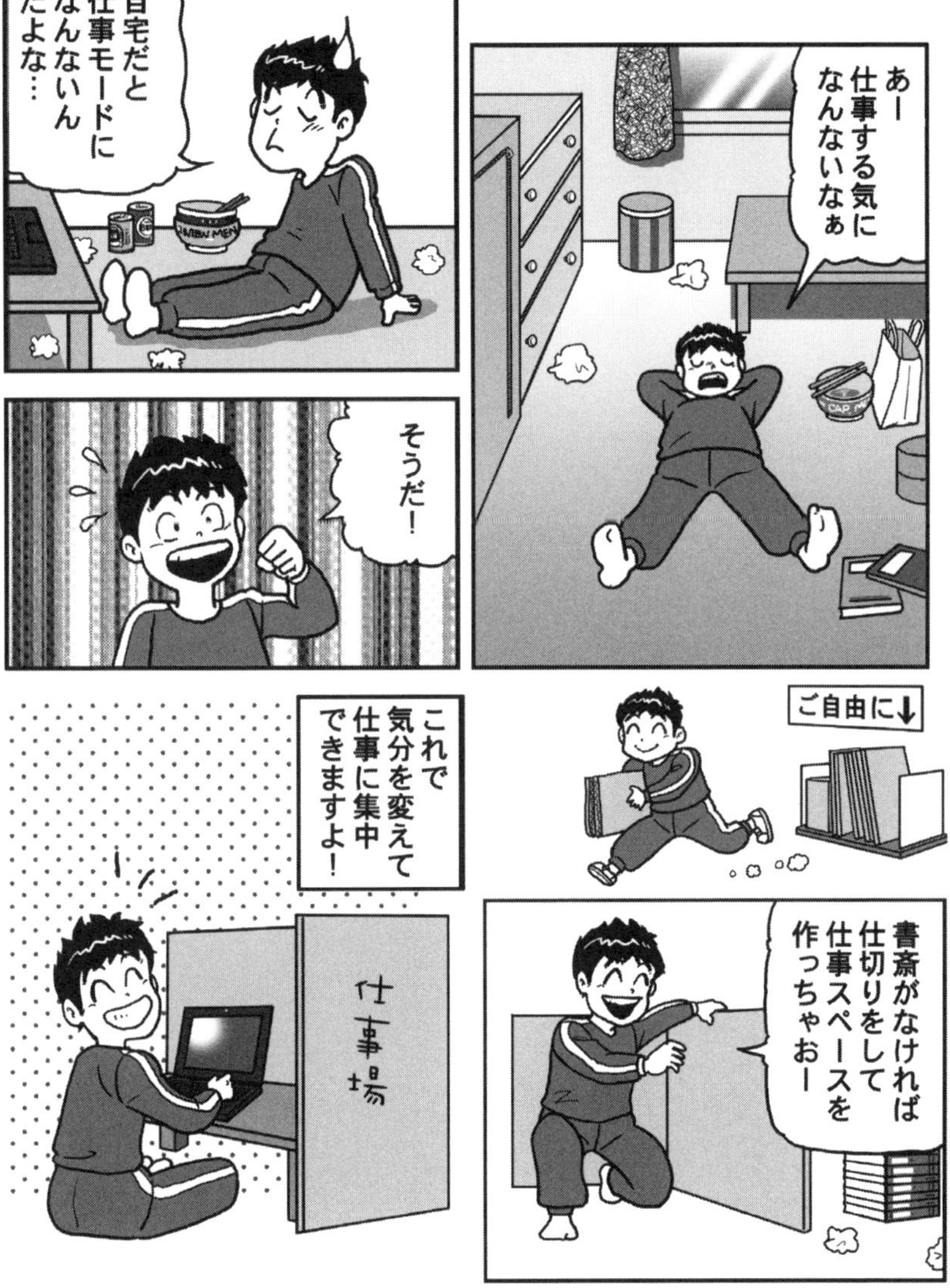
あー
仕事する気に
なんないなぁ
自宅だと
仕事モードに
なんないん
だよな…
そうだ！
ご自由に↓
書斎がなければ
仕切りをして
仕事スペースを
作っちゃおー
これで
気分を変えて
仕事に集中
できますよ！
仕事場

お勧めします。たとえワンルームであったとしても、なんとなくでもいいので「このスペースで仕事をする」ということを、自分の中で決めておくことです。人間というのは割と、今居るその場所に感情面を支配されることが多いのではないかと個人的には思っています。その性質をうまく利用してはどうでしょうか？

仕事をするスペースをオフィス仕様にしてみたり、プライベートなスペースに自分の好きな写真や絵を飾ったりするのもいいかもしれません。一説には、コロナになってからポスターが売れたという話もあるそうです。手軽に気持ちを切り替えられるものとして、ポスターはいいものだと思います。容易に外出ができなくなった代わりに、海や樹木、花のポスターを壁に貼ってみるのもいいかもしれません。

アドバイス

家族と同居している社員さんへ

では、家族と同居している社員さんに、私はどのようなアドバイスをしていたでしょうか？

正直、これはなかなか難しかったです。家族と同居している社員さんにとって第１回目の緊急事態宣言のときは前述のように、学校や保育園、習い事のお教室などが１カ月半の間お休みになったので、かなりきつい状態でした。何しろ、自分一人の管理では仕事ができなくなったわけです。「会社が許してくれるならば、休業も検討していただいたり、両親に子どものお世話を頼んだり、もしくは子どもたちやパートナーさんに協力を仰いだりして、社員さん一人だけで育児・家事・仕事のすべてを抱えないように」と話していました。

「在宅勤務中は、サークルのようなゲージの中に入って仕事をするようにして、自分がその中にいるときは子ども（子どもといっても、1歳半～2歳の小さなお子さんです）に『お父さんは仕事しているからね』と言いきかせて、なんとか在宅勤務をしのいできた」というお父さん社員さんもいらっしゃいました。

家族と同居している社員さんにも、一人暮らしの方と同じように「仕事のスイッチがきちんと入るような習慣を持つように」と、先述の三つのアドバイスをお話ししました。これは、当然ながら有効でした。2回目の面談をした社員さんから「あのアドバイスは良かったです」と言われることが多かったのです。

そのうちに、リモート勤務で体調不良になる社員さんを数多く面談するうち、リモート勤務に向く仕事と向かない仕事があると気づきました。リモート勤務に向く仕事というのは、やるべきことが明確になっており、それを日報などという形で提出できるような業務ですね。働いている社員さん自身にも指示を出す上司にも仕事が見える化できている業務です。

向かない仕事というのはクリエイティブな仕事ですね。もちろん、業務委託という形で長年クリエイティブな仕事をしてきた方々は時間の使い方などに慣れていますが、これまで会社のオフィスで決まった時間内で管理されていて時間の使い方などに不慣れな方が急にリモート勤務という自由な働き方になると、人の目がなく、拘束されていないということをかえって不安に思う方がいるようです。

また、相手からの仕事を待ってから開始するような仕事、待機時間があるような仕事もあまり向かないかもしれません。

個人の特性もありますので、一概にくくれない部分はありますが、リモート勤務は仕事の仕方によって、人の特性によって向き不向きがあります。

1-2

注意したい時間管理について、リモート勤務になってから働き過ぎてませんか？

リモート勤務では、休憩時間含めて、勤務時間を明確に管理しましょう。長時間だらだらと働くことは、かえって、あなたの仕事のパフォーマンスを低下させるだけでなく、あなたの生活自体をおびやかすかもしれません。

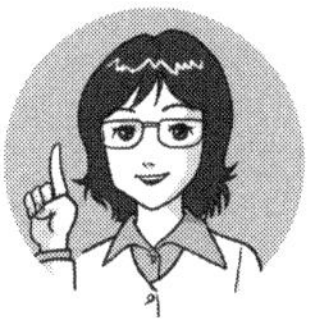

新型コロナウイルス（以下コロナ）が流行し、さらにリモート勤務になって、自宅で働く環境が整えられた社員さんや、それまでもオフィスに縛られることなく仕事していた方々、例えば全国を飛び回っているような営業職の方、割と成果を確実に求められるような役員さん、事業部長さんたちから「リモート勤務になって、逆に疲れた」「時間的な拘束がきつくなった」「この時間は休憩と自分で決めて、積極的に休む時間を取っていかないと、どんどんスケジュールが埋まってしまう」という声が聞かれました。

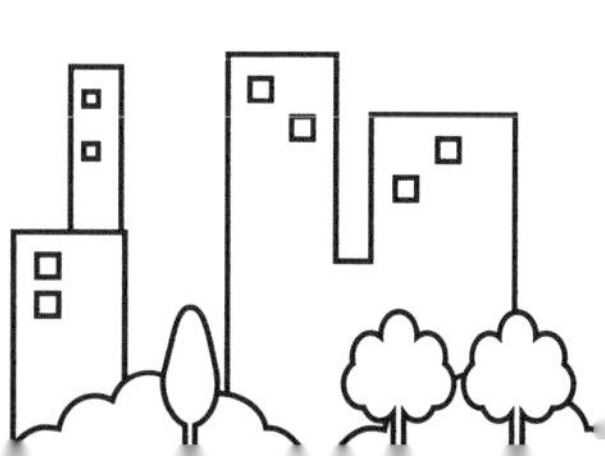

「なぜ、そのようなことになったのか?」と理由を尋ねると、皆さん口々に「オンラインだと、時間の切れ間なくミーティングが入ってきて、トイレに行く時間もないのですよ」とおっしゃいました。

「これまではオフィスにいる時間以外は客先での打ち合わせの予定となっていました。当然、その前後は移動時間になるわけですから、そこにミーティングが入ることはなくて、そういう合間の時間をカフェで過ごすことで気持ちを切り替えていたのです。ところが、今はリモート勤務なので、勤務しているといっても実質的にはほぼ自宅にいるでしょう。となると、ほかのミーティングが入っていない限りはオンラインミーティングを欠席する理由もないのです。そのため、以前よりも長時間労働になってしまったのです」とも説明してくださったのです。

これをもっと突き詰めて考えると、コロナ前に皆さんが会社で仕事をしているときには、自分のスケジュールや、オンラインでつながっているかどうかは、今のように、会社や部下・同僚に対して、ここまで明確に見える化も公開もされていなかったですよね。極端な話をすれば、もしあなたが会社でネットサーフィンしていても、会社側がそのことをチェックしようとしない限り、それを見られることはなかったと思いますが、今のようにリモート勤務や在宅勤務をしているということは、会社側にあなたのスケジュールを良くも悪くもごく簡単に見られているということですよね。これは便利な半面、功罪も多いような気がします。

管理職によって自分のスケジュールを、事細かく管理されてしまう可能性があるんですね。実際、上司に分単位で何をしていたかを問われてしまい、メンタル不調になったという社員さんもいました。

今後は、オンライン化によって見える化されてしまった個人の時間管理をどうしていくかということは、よく考えていかなければいけない課題になりますよね。

アドバイス

特にやり手の営業さんたちは営業活動としていろいろな活動を自主的にしているわけで、それらを合わせると完全に予定が埋まってしまうため、「自分から積極的に、この日の、この時間帯と決めて、休憩を入れていかないと休みがなくなってしまう」と言っていました。ただこれは、自分にある程度の裁量を委ねられている方ならできるかもしれませんが、そうではない社員さんのほうが多いかなと、私は個人的には思っています。

このため、あとの章にも記載しますが、お昼休憩は普通の時間どおりに取ったほうがいいと思います。そして、間違っても「通勤時間がなくなったのだから、その分働くことができる」なんてことは、考えないほうがいいと思います。短期的なリモート勤務であれば、それでもいいかもしれませんが、このコロナ後の働き方やライフスタイルは年単位で続くものと思ったほうがいいでしょうし、おそらくコロナ終焉後も、この働き方は選択肢の一つとして残り、経営者の考え方や方針によってはリモート勤務が主体となる可能性が十分にあるのです。そうした場合に通勤時間の分も働くというのは、長時間労働になってしまうのではないかと、産業医としては若干の懸念を抱いています。今後、リモート勤務が長期にわたるのならば、通勤時間に使っていた半分の時間でいいから、自分の健康維持のための時間として使ってほしいと、私は思います。

そして、あくまでコロナの流行状況が収まってきてからのことですが、時には出社して、オフィスでの仕事や外部での打ち合わせをしてみてもいいのかもしれません。

また、上司に分単位でマイクロ管理されていてメンタルが限界になりそうだったら、人事担当者や産業医に相談されるといいかもしれません。

一番お勧めしたいのはお昼休憩も含めた勤務時間を、時間単位できちんと区切ることですね。時間外に連絡があった場合、それには勇気を持って返事をしない、メール返信をしないということも重要です。働き方改革が始まって、時間外の連絡や明日でもいい用件には、その日のうちに返信しなくてもいいという風潮が、少しずつ広まってきた気がします。ただし、それはまだ難しいという業界では、会社として時間外労働を減らしていくという取り組みの中で「緊急事態を除いた時間外の、連絡への返答はしない」という文言を会社の公式ホームページに載せていただくのも手かもしれないと、産業医としては思います。そうしてもらえれば社員さんも、いい意味で、外部の方やクライアントさんに対しての時間外の返信をしない理由ができますよね。

実は休憩時間・勤務時間を明確に区切るということは、仕事のオンとオフをつけることにつながっていきます。なお、休憩時間であるお昼休憩・仕事終了後、休日の過ごし方については、後半の章で具体的にまた、お話ししていきたいと思います。

1-3 自宅は働く環境になっていますか？

コロナ流行前の自宅、それはプライベート空間であり、居住環境です。

リモートワークが続く中、その居住環境のままにして、仕事していませんか？

コロナ流行後の腰痛や肩こり、頭痛は、実は慣れない環境での仕事が原因かもしれません。

自宅での働く環境を見直そう!!

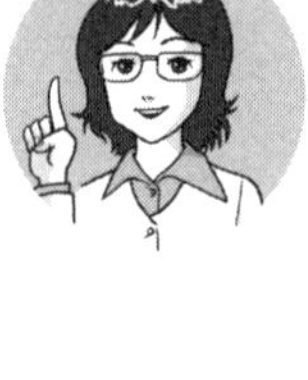

多くの社員さんがリモート勤務や在宅勤務になって、メンタル面の変化のほかにも、フィジカルな不調として「最近、肩のこりが気になります」とか「目が疲れます」とか、ほかにも「頭痛や腰痛が悪化しました」と言われます。これだけ聞くと「それって、おじさん、おばさんのことでしょ」「原因は加齢でしょう」という意見がありそうな気がしますが、実は、これらのフィジカル不調はなにも40代や50代に限ったことではなく、20代や30代の若者からも同じような話を聞くのです。

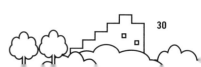

最初はその人数が多いことを不思議に思っていましたが、産業医面談や診察室で新型コロナウイルス（以下、コロナ）流行後の生活スタイルを詳細に聞き取りするうちに、なんとなく原因がわかってきました。端的に言ってしまうと、プライベートつまり日常生活を送る部屋と仕事をする部屋を

変えず、家具の配置も変えずに、そのまま仕事をしていることが原因です。2020年4月はコロナによって、いきなり第1回目の緊急事態宣言が発令されて、とつぜんテレワークが始まったので、当然と言えば当然ですが、自宅のいわゆる居住空間や家具の配置などは、もともと仕事仕様になっていないということです。そんな居住環境で、オフィスで働いていたときと全く同じように、1日8時間、社員さんによっては残業時間も含めて12時間とか14時間も仕事していると、それは身体が悲鳴を上げてしまうことになるわけです。

アドバイス

上述のようなフィジカルの不調の訴えを聞いたときには、まず「自宅に仕事用の机と椅子を用意して仕事していますか？」とお聞きしています。

その答えはほぼ100％「いえ、食事用のちゃぶ台のようなテーブルに向かい、床に座って仕事しています」というものです。産業医としては「そんなテーブルでノート型パソコンを打ちながら1日中仕事していたら当然、肩もこるし腰痛にもなるよね」っと内心思ってしまいます。

お勧めとしては、多少の出費はありますが、自分の身体に合った仕事用の机と椅子を用意することが望ましいです。自分の身体に合った高さのモノがいいです。

机は腕が直角に曲がるような高さものが良く、椅子にはクッションや背もたれがあったほうがいいでしょう。木でできていてあまりに硬すぎる椅子であったり、逆にクッションが柔らかすぎてお尻が沈んでしまうようなものは、あまりお勧めしません。やはり適当な硬さのクッションがお勧めです。もし可能であれば、お店で試してみてから購入するとなお良しですね。

在宅勤務をしている社員さんというのは当然ながら自宅が職場になるわけで、そこにはアドバイスできる産業医もいないので、意外とご自身では気がつかないのですが、自分の体格に合った机と椅子に変えることくらいで、肩こりや腰痛の悪化の大部分を予防できるのです。

くつろぐための家具と長時間のデスクワークをするための家具は違います。「くつろぎ用のおしゃれなソファで1日8時間もパソコン作業などをしていたら、たちまち腰を痛めた」という話を聞きます。おそらくこれからもリモート勤務は、仕事をする選択肢の一つとして残っていくだろうと考えるならば、多少の出費は必要だと思います。

「いえいえ、そんな数万円もかかるような出費はちょっと困る」「台所の机と椅子でなんとか仕事したいです」という人には、まず「座布団やクッションくらいから購入して、座る位置の高さを調整してはどうですか」とお勧めしています。最近は、腰痛になりにくいクッションというのが、千円前後から数千円くらいの価格設定で売り出されていますね。腰痛になりにくい椅子となると、結構、何万円もしくは数十万円という単位という価格になってしまうこともありますが、クッションだったら購入しやすいと思います。硬い椅子に直接、何時間も座っている方は、ぜひクッションを敷いて座っていただきたいと思います。

自宅の仕事はどこでやる？

和室の座卓で　　ダイニングのテーブルで

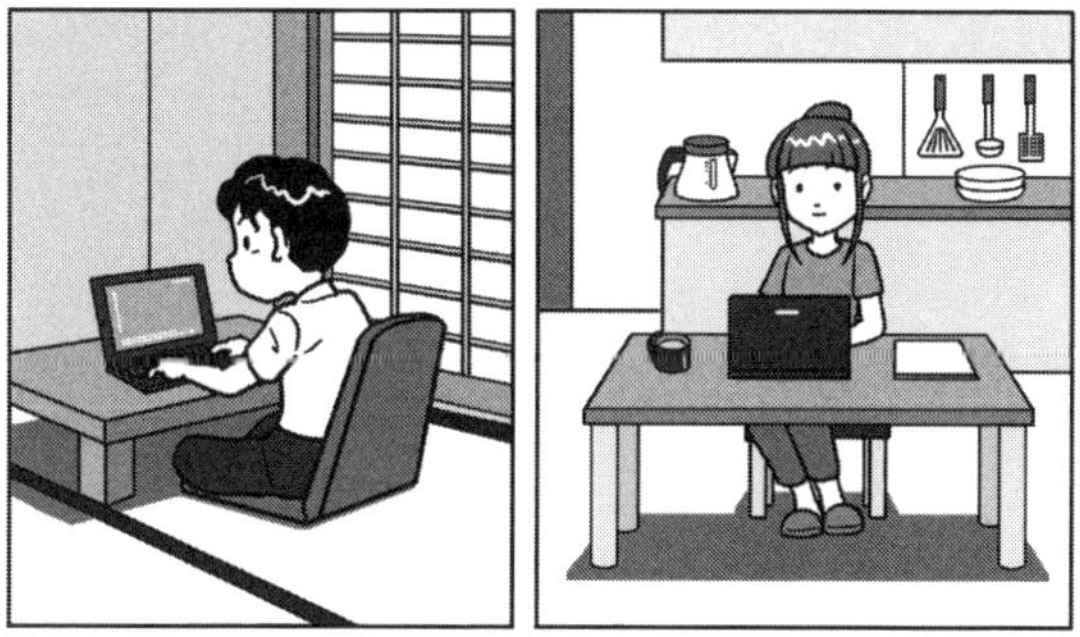

机と椅子は自分の身体に合ったものを！

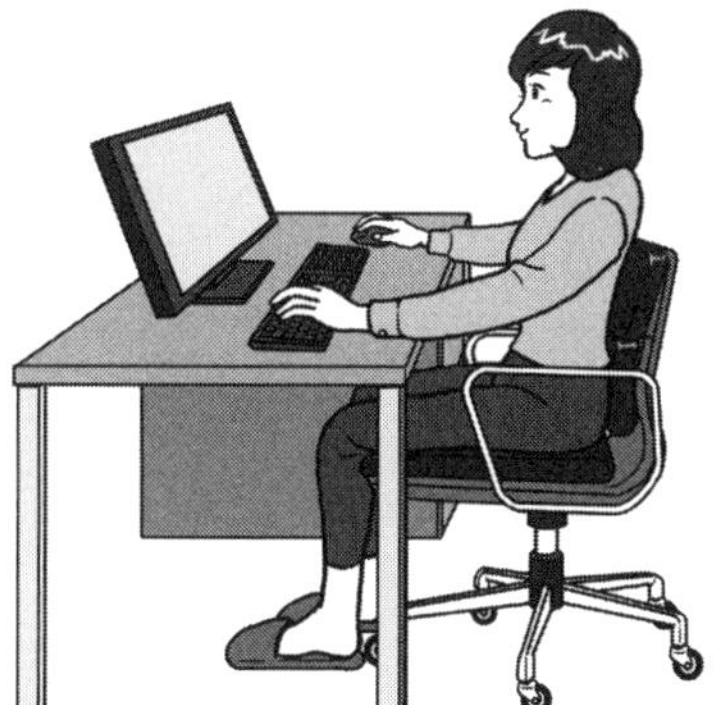

さらに、机と椅子だけではなく、当然、作業姿勢も重要ですから、背筋を伸ばした正しい姿勢で座って仕事するようにお勧めします。浅く座り過ぎたり猫背だったりして作業が長時間に及ぶと、疲れてしまいます。

そして、仕事中とはいえ、適度な休憩時間も必要です。1時間に10～15分間の休憩が望ましいのですが、それが難しいようなら1時間に5分でもいいので、パソコン画面から目を離して椅子から立ち上がり、簡単な背伸びをするだけでも、夕方の疲労度が違います。社員さんにこのようなアドバイスをしましたら、「1時間に1回、台所にコーヒーを取りにいくようにしました」という、嬉しい報告をいただきました。

また、人によっては「静かな自宅で集中し過ぎてしまい、朝から仕事を開始して気づいたら昼食も食べないうちに窓の外が薄暗くて夕方になっていた」という話を聞きました。「オフィスだとなんらかの差し込み雑務があるものですが、それもないため、休憩も取らずに仕事してしまった」というのです。一見、仕事熱心であるような気がしますが、決して良いことではありません。これは、実は仕事の能率が落ちているにもかかわらず仕事していたということになります。長期間に及ぶと疲労の原因となるので、そんなタイプの方には「タイマーで業務時間を管理しながら仕事してね」とアドバイスしています。

中には「家族に声をかけるようにお願いしておく」という方もいましたが、家族の負担になるので、一番手軽なタイマーの使用がお勧めです。最近、私はＡＩ搭載のスマートスピーカーをセットして「時間になりました」と言ってもらうようにしています。これはタイマーの役を果たしたり、音楽をかけてくれたり、ちょっとした会話ならしてくれちゃうので親しみが持てますよね。

実はこれらのアドバイスは産業医から言わせると「作業環境管理」「作業管理」ということにな

ります。オフィスでは産業医や人事労務担当者が社員さんに呼びかけていたことを、今度はご自身でご自宅でも同じように「働く環境が適切なのか？」「作業もしくは業務を行ううえで、作業姿勢や作業時間は健康に問題はないのか？」という観点で確認されるといいと思います。

そして、机や椅子のほかに産業医として気になるのは、部屋や作業スペースの照度（明るさ）や、その温度と湿度ですね。作業環境における適切な照度は、作業内容によって決まっているのです。精密な作業であれば３００ルックス以上ですが、おそらく今、自宅での作業の多くが通常のデスクワークではないかと思います。そういう一般的な作業であれば、１５０ルックス以上（労働安全衛生規則第６０４条より）が望ましいです。

ですが、「適切な照度と言われても、どれくらいかわかりませんよ」と言われそうですし、実際に産業医として企業の人事労務担当者と一緒に職場を見て回っている際に「ちょっと暗いですね。照度はどれくらい？」なんて声掛けすると、担当者さんによっては、「照度ですか？　えっと……」と即答できない方もおられました。

ただ、今はすごく便利になり、なんとスマホアプリに照度計があるんですよね。検索すると、中には無料のものもありました。このアプリを活用してみるのがいいかなと思います。

確かに精度の問題はあるかもしれませんが、自宅の作業スペースの照度を評価するのに照度計を購入するというのはなかなかハードルが高いと思いますので、まずは手軽なアプリを利用してみることをお勧めします。

次に気にしていただきたいのが部屋の温度と湿度です。春と秋などの比較的過ごしやすい季節はいいのですが、特に真夏や真冬は冷房や暖房をうまく使って調整したいですよね。部屋が暑過ぎたり寒過ぎたりすると、仕事効率や生産性が低下してしまいます。これは割と産業医あるある話なのですが、企業でさえも温度計と湿度計を設置しておらず、冷房の設定温度を温度計代わりとしているんですね。内心、いやいや、それじゃあ、あまりに正確ではないでしょうし、代わりになっていないですよと思うこともあります。

お勧めしているのは卓上型の温・湿度計です。壁に設置させるタイプの温・湿度計だと動かせないので、その部分の温度と湿度しか評価できません。卓上型を自分の作業しているスペースに置いておけば、そこの温度や湿度がわかりますし、移動も可能なので便利ですよね。最近は、最適な温度や湿度になるとニコニコマークが出るものまで売られているようです。こういうタイプはわかりやすいですし、気分も上がりますよね。

もし広いお部屋やスペースである場合には、冷房がうまく届かない可能性があります。そんなときには小型扇風機やサーキュレーターなどを利用して、部屋の中で風を起こして室内の空気を循環させるのです。もちろん、定期的に換気することもお勧めします。

ちなみに、お勧めの温度は17～28度で、湿度は40～70％（事務所衛生基準規則第5条より）です。特に湿度は、オフィスで油断すると20～30％になり、乾燥しがちでした。私のお勧めとしては50％

をキープできるくらいですね。企業に訪問したときも同じようにアドバイスしています。コンパクトな卓上の加湿器が売られていますので、それを利用してみるのもいいかもしれません。

1-4

デジタルツールとどのように向き合っていますか？

デジタルツールはいつでもどこでも会話ができる便利なツールですが、コミュニケーションをあやまると炎上する恐れがあります。
ですから、日本語の特性である曖昧さやツールの特徴をよく理解しながら、オンライン会話をしていきましょう。

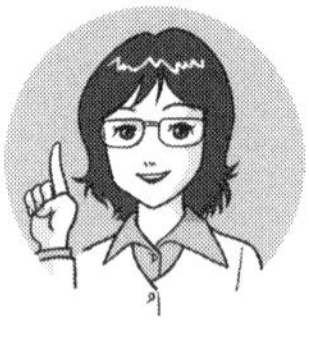

今回の新型コロナウイルス感染症（以下、コロナ）の流行によって、職場で主体となるコミュニケーションツールが大きく変わりました。、コミュニケーションのためのデジタルツールの活用が著しく進んだと思います。Ｓｋｙｐｅ、ＧｏｏｇｌｅのＴｅａｍｓ、Ｚｏｏｍ、ＬＩＮＥ Ｗｏｒｋｓ、チャットシステムなど、いろいろなツールができました。さまざまなお客さんとやり取りするために、チャットアプリを３～４個ほど自分のパソコンにダウンロードしているという社員さんもいました。

一見、非常に便利になったように感じますよね？　なにせ、直接会わなくても話ができるわけですから。コロナの感染リスクはゼロですし、インターネット環境さえあれば、時差はあるものの、海外のような遠隔地でもコミュニケーションを簡単に取ることができるのです。

これまで、「営業は足で稼ぐモノだ」「直接会わないと、人の心の機微はわからないだろう！」と言っていた昭和世代の営業の方々も、クライアント先から「今は訪問しないでいただきたい」と言われたらそれまでで何もできず、新規のお客さまの開拓もできずにいました。そうなると、「直接会って営業できないなら、新しいデジタルツールをなんとか活用してでも営業しよう」と考えざるをえないわけです。

実は、デジタルツール嫌いの私もそのような時代の波に乗せられて、渋々デジタルツールを使い始めました。

今回のコロナの流行によって図らずも、私は東京にいながらにして北海道や大阪、九州の社員さんのみならず、シンガポールやワシントン、ニューヨークなど海外の社員さんとも時差調整しながら産業医面談をすることになりました。最初に海外駐在者とオンライン面談したときには、「本当に便利！」と感動しました。なぜなら自宅にいながらにして海外駐在者の孤独感やメンタルと、海外の現況を知ることができて、さらにアドバイスまでできてしまうからです。

しかし、遠隔地の面談者だけでなく、東京の面談者との定期の産業医面談にも「ただ、ただ、便利」と思ってデジタルツールを数ヵ月間使っていたところ、そこには大きな落とし穴のあることがわかってきました。デジタルツールが自宅にあると、その使用時間を自分が決めない限り、24時間365日、いろいろな人にアクセスできてしまいます。まるで「24時間365日、働けます」ということになってしまうのです。

社員さんの健康を考えるうえでは、これは恐ろしくやっかいなことです。

「いやいや先生、そんなアプリや仕事のメール、LINEなどを見なきゃいいじゃないですか」と思われるかもしれません。でも、自宅でいつでも見られるとなると、ついつい見てしまうのが人の心理なのです。しかも、最初は「明日の仕事を今日の夜に先取りできるからラッキー」くらいの感覚でメールチェックしたり、返信したりしていたことから、知らず知らずのうちに大きな落とし穴に入り込んでしまいます。

このことを実感したのは、ある時期を境にして
「仕事用のチャットを見るのがつらい」

「上司や同僚との言葉のやり取りがきつく聞こえてしまう」

「カメラやチャットをずっとオンにしていて、監視されているようできつい」

「チャットが来たらすぐに反応しないといけないと思ってしまい、疲れてしまう」

などの相談が増えてきたころです。

ほかにも「チーム内のやり取りをチャットやLINEでしていたら、チームメンバー皆がギスギスしてきてしまい、オンライン上ではあるものの、静電気がちょっとしたことで発火してしまうようなピリピリした緊張感が走るようになった。そして、ある瞬間、チャット上でのたった一言が原因でけんかが起きてしまった。さらに、それをきっかけに職場のエース社員との人間関係がこじ

れてしまい、私はメンタル不調に陥った」などという深刻な職場の問題の相談が、産業医の私に来るようになりました。しかも、それは1社に限った特別な話ではないのです。いろいろな企業で似たような話をお聴きするようになったのです。

いったい、なぜこんなことが起こるのでしょうか？　私は産業医の立場で考えてみました。そして、体調を崩してしまった社員さんの意見を伺い、業務を振っていく側である管理職の方との打ち合わせを重ねるうちに、だんだんわかってきたことがありました。

それは「対面でコミュニケーションを取る感覚でデジタルツールを活用して、コミュニケーションを取っていると、齟齬《そご》や支障が出てしまうのではないか」ということでした。

そもそも仕事上のやり取りでの部下への指導は、教え手と受け手のコミュニケーションによって成立します。「このコミュニケーションの中心は受け手にある」と言えますし、さらに「このコミュニケーションは受け手が決める」と言っても過言ではありません。しかし、この認識は意外にも双方ともにかなり希薄であり、このことを正確に理解している管理職の方は1割もいらっしゃらないように思えます。そのような中、降って湧いたようなコロナの流行によって強制的にリモート勤務になり、LINEやチャットでのコミュニケーションを増やさざるをえなくなったわけです。

今までは会社で直接会って身振り手振りを交えて話していたことを、LINEやチャットの短い文章だけで対話することが増えてきました。そこに他愛のない雑談などが挟まれることは非常に少なくなり、対面での口頭による指示や指導だったものが画面を通して、あるいは画面を通すこともなく音声だけで、用件がひょいと飛んでくるような状況が続きました。テレビからは連日コロナウイルスの脅威情報が流され、今まで経験したことのない事態にいろいろな生活変化が重なりに重なって、普段ならメンタル的に強い人でも心折れてしまうことが少なくないようでした。

それでもこれまで出社していて、お互いをよく知り合っている同僚や上司の間で一時的にデジタルツールを使うということならよかったのですが、部署が違う人や、自分とより年齢の離れた同僚や上司とのコミュニケーションは難しいようでした。一番気の毒だったのは、2020年3月まで大学生で、コロナ禍以降の4月から企業に入社して、オンラインでの対話から仕事をスタートさせた新入社員さんです。初めて受ける企業研修もオンラインで開始され、通常であれば親睦会と称して開催される、社員同士が仲良くなるための飲み会は全く実施されなかったわけです。

彼らからすれば、きちんとした信頼関係を築いているどころか、互いに相手がどんな人であるかをよくわからず、関係性もわからない間柄で、オンラインでミーティングしていても言葉の行間の感情をつかむことは難しいのです。上司や同僚という関係を構築する前に、メールやチャットに書かれた文字がダイレクトに受け手の心に届いてしまうため、ちょっとした言い回しやその言葉自体によって気持ちが傷つき、メンタル不調になってしまう方が少なくありません。

新入社員さんではなくとも、ある程度のスキルと経験値をもった中途社員さんの中にも、オンラインでのやり取りから仕事を開始すると「こんなことを上司に相談してもよいのだろうか」と、相談すること自体を躊躇して、日々のちょっとしたストレスや相談事を自分の中にため込んでしまって、メンタル不調になってしまった方もいました。

メールやLINE、チャットに「相談があるので、時間を取ってください」と書いてしまうと、相手はやや重く捉えてしまって軽く話せる感じにはなりませんよね。普段の職場でなら、その場の雰囲気で軽くジャブを打つように話を持ち掛けて、相手の反応を見ながら会話するということが意外と多いのですが、そのようなやり取りができなくなっているかもしれません。

アドバイス

私は「デジタルツールをうまく活用しつつ、定期的に対面でのコミュニケーションを取る機会も作るように」と話しています。例えば、「週1日は出社し、直接顔を合わせてミーティングしたり、仕事をしたりしよう」と呼び掛けています。

第2回目の緊急事態宣言発令中に、会社によっては「今後、コロナ禍が落ち着いても、フル在宅勤務を奨励する」という上司がいました。そういう意見の上司の部下たちは「会社のというより上司の強い意向で、部署の暗黙ルールとしてフル在宅勤務を指示された」と受け取っていました。その上司に「緊急事態宣言が解除されたら、出社する機会を作ってくださいね」とアドバイスすると、「在宅勤務という働き方を否定された」とか、「感染リスクがあるのに」とムキになって言い返されることがありました。

そんなときは「産業医としては、別に在宅勤務が悪だと言っているわけではなく、在宅勤務やりモート勤務と出社する勤務とをうまく使い分けて、オンラインでやり取りをしながら対面でのコミュニケーションも一部取り入れ部下や同僚との信頼関係を築いていかないと、上司のあなたの想像以上に心身ともに不調を来す人が増えますよ」と警鐘を鳴らすようにしています。

そして、「デジタルツールを使用するときは、短時間のコミュニケーションであっても音声だけのやり取りとはせず、カメラをオンにして互いの表情を見ながらお話ししましょう」とアドバイスします。その際に「いつもより、ちょっとオーバーリアクションにしてください」とも話しています。例えば、相手の話を聞いて同意するときは大きくうなずくとか、ＯＫのサインとして両腕で丸を作るとかですね。これは、実際に産業医として私が管理職の方とにオンライン上でお話ししたときに、相手がそのようにしてくださり、相手の反応がわかりやすくて嬉しかったからです。また、オンラインミーティングが終わって、その画面が消えてしまうまでの間に、相手が笑顔で手を振ってくれると私は思わずほっこりし、会議室にいた数名のメンバーたちの顔もほころび、その場が和むような気がします。

画面での表情や、しぐさ、声のトーン、話をする間などに気をつけるといいですし、しかもそれがわかりやすい形で表現されると、互いの情報がより増えるんですよね。実はコミュニケーションは言葉だけで交わされているわけではないんですね。人は無意識のうちにその時の発言者の表情や、しぐさ、話し方などによって全身から醸し出される雰囲気を瞬時にとらえて判断しているのです。

チャットやメールだけで仕事を進めようとすると、それらの非言語的な情報がバサッと失われてしまうから、私たちは想像以上に困ってしまうのですね。コロナの流行によって改めて、非言語的な情報の大切さに気づきました。

仕事のやり取りの合間を埋めるものとして雑談をお勧めします。実は雑談の中に、話し手の人柄とかライフスタイル、場合によってはモノの考え方や哲学までがにじみ出る瞬間があると思います。食べ物の好き嫌いについて、天気の話（晴れの日をどんなふうに感じているか）、休日の過ごし方、今の自分がはまっているものについてなどの5分程度の雑談の中に、人となりが見えてくる瞬間があります。

もちろん世代間のギャップがありますので、あまりハラスメントまがいに受け取られるような話は避けたほうがいいですし、雑談ばかりでは仕事が進まなくなってしまうので、雑談の内容や長さを考えないといけませんが、うまく話が弾めば、その話の内容や流れによっては、ちょっと怖かった上司や先輩を身近に感じられるようになるかもしれません。そうなれば、簡単な質問や、ちょっとした相談がしやすくなり、関係性が一歩進むわけです。

そして、最後にデジタルツールを使うか使わないか以前の問題として、改めてお話ししたいのは、"日本語のもつ曖昧さ"に注意したいということです。これを普段意識されることはあまりないと思いますが、もともと日本語は主語が省略されてしまっても話が通じたり、文の最後にならないと結論が来なくても話が進んだりする言語で、非常に曖昧です。

対面で話しているときは曖昧な言い方や主語のない話し方であっても、なんとなく前後の流れや会話の雰囲気の中で意味を推測することができるのです。例えば、対面で交渉するときなどは、その曖昧さが有効に働く場面は多いような気がします。先ほども述べましたように、ちょっと軽くジャブを打つように話を振ってみて、相手がどんな反応を示すか見てみるときです。この手法での対話は対面で直接やり取りするときのほうが、絶対にわかりやすいですよね。オンラインでこれをやろうとすると、かえってわかりづらいやり取りになってしまうような気がします。

おそらく、それは「デジタルツールによってオンラインで会話するときは、顔を会わせて話していても、文章をきちんと最初から最後まで明確に話さないと相手に伝わりにくい、もしくは伝わらない」ことが原因ではないかと思います。雰囲気で理解させようとすると相手に正しく伝わらないケースが多く、相手から再確認されたり、私自身も聞き直したりしてしまいます。また、「それ」「あれ」「これ」といった、いわゆる指示代名詞がオンラインの会話に多く含まれてくると、相手に「それとは？」と聞き直しています。しかも、ジャブのように軽くは話を振りにくいですね。

そして、オンラインでは言語が曖昧だと伝わらないということだけでなく、リアクションも2次元で捉えなければならないということがあります。それも、上半身のほぼ肩から上しか見えないため、主に表情だけで雰囲気を判断しなければならないので、実は送り手が思っている以上に受け手は情報が少ないのです。

対面で話すときは、ドアから相手が入ってくる歩き方や、座り方、立ち上がり方、全身の服装、話している間の相手の全身でのしぐさ、相手の自分への目線、会話の間の取り方などを細かく観察しています。実は私自身も、これを無意識で行っていました。対面ではこういった非言語的な情報で、言語情報を補っています。オンラインでは非言語的な情報が対面時の1～2割にしか得られないため、相手のことを言葉で確認しながら探ろうとして疲れてしまいます。オンラインでのやり取りが1日中続くと非常に疲れますね。

それと、チャットやLINEで使用する言葉や、場合によっては、LINEのスタンプなどを使う感覚が年代によって違うかもしれません。今の20～40歳代前半の社員さんは幼いころからメールやショートメッセージでコミュニケーション取り合うことに割と抵抗がない世代ではないでしょうか？　一方、40歳代後半から上の世代の社員さんは、直接対面で会話して育ってきた世代ですよね。そんな20歳代の新入社員と50歳代のベテランの管理職とがデジタルツールを使ったやり取りを頻回に行えば、双方の間にコミュニケーション齟齬《そご》が生まれるのは当然ではないかと思います。

ですから、同じチームや同じ部署のメンバー同士が数カ月に1回は集まって半日くらい、「デジタルツールでのやり取りで、どんなことを感じたか」「そのとき、どんな言葉が嬉しかったか」「逆に、どんな言い方や言葉をつらいと感じたか」などを話し合うといいでしょう。コミュニケーションの調子を確認するのです。その話し合いによって、自分以外にもデジタルツールでのやり取りの中で傷ついたり孤立感を感じたりしている人がいるということがわかれば、その気持ちを共有することで気が楽になります。

リモート勤務をしていると、どうしても会社への帰属意識が薄れてきてしまいます。良くも悪しくも自分の業務がポータビリティーのあるものだとわかってしまうのです。すると、「この仕事は別に今の会社でしなくてもいいのかな」という気持ちが出てきてしまうのです。これ自体は悪いことではありませんが、人によっては何かちょっとしたことで「転職しようかな」と気軽に思ってしまうようです。コロナ前は、先輩社員さんがちょっと悩んでいそうな若手社員さんに気付いてオフィスで声を掛け、飲みに誘って話を聞き、アドバイスすることがあったといいます。

それが、コロナの流行により、そういう交流の場がなくなり、若手社員さんは在宅勤務をしながら、もんもんと考えてしまっています。そんな若手社員さんが自分から声を掛けやすいのは先輩ではなく同期なので、同期に相談してしまいます。同期は悩んでいるフェーズが一緒なのでアドバイスが短絡的になってしまい、果ては同じような悩みをもつ若手社員さんが先輩や上司、会社がその悩みを認識する前に大量に退職してしまった会社があるという話を聞きました。できるだけ自分から積極的にオンラインで先輩や上司と話をする機会を作るといいかもしれません。

コロナによってビジネスの進め方は大きく変化しました。この流れはコロナが収束しても元に戻らないであろうと考えられます。まさに「コロナ新時代の働き方」を、私たちは模索していくことになるでしょう。先ほど述べたように、クライアントさんとも社員さん同士とでも、次のようなこれまでとは異なった表現方法や手段が必要になります。

私からのアドバイスは、次のようなことです。

・オンライン上では、オーバーリアクションで話す。
・できるだけ主語と述語を明確にして話す。
・決まった事項を確認したり、選択肢の中から選んで決定したりするような会議はオンラインで行い、クリエイティブな全く新しい企画を練る会議や、難しい交渉事などは対面で行うようにする。
・オンラインでの対話には余白が生まれづらいため、時間どおりに事が進行していくという利点があるものの、自由なことを気楽に話す雰囲気にはなりづらいという欠点があるので、用途によってオンラインと対面とを柔軟に使い分けていく。

COLUMN 1

新型コロナウイルスの変異株について

新型コロナウイルス（以下、コロナウイルス）に限らず、インフルエンザウイルスなどのあらゆるウイルスは、自らその形状や性質を変化させていきます。これを「変異」といいます。変異の目的はズバリ、自らの種を永く生かすことです。変異というのは、具体的にはウイルスの設計図である遺伝子を、少しずつ変えていくということです。コロナウイルスは、ウイルスの表面にあるスパイクタンパク質という部分に変異が起きています。

コロナウイルスは約2週間に1ヵ所の割合で、変異するといわれています。コロナウイルスがどんどん増えていき、その突然変異の回数も増えていくと、人の身体に侵入しやすい（＝感染力が高い）形状である、人の体内の免疫システムから逃れやすい（＝病原性が高い）、あるいは重症化するリスクが高いなどの特徴をもつ変異株のウイルスが、偶然に出現する可能性があります。これらの特徴をもつウイルスは人類にとって大変不都合であるがゆえに、大流行してしまうのです。

そして、その変異株の中に今回開発されて世界中が接種しているワクチンが効きづらいものが含まれていたり、今後はワクチンが効かない変異株が出現する可能性があります。2021年2月にWHOは、現時点で確認されている変異株を、「懸念される変異株（Variants of Concern：VOC）」と、「注目すべき変異株（Variants of Interest：VOI）」とに分けています。

■懸念される変異株（Variants of Concern：VOC）

主に感染性や伝播性、重篤度が増す、ワクチンや治療薬の有効性が低下するなどのように性質が変化した可能性のある変異株を指します。

VOCの中でも、英国で初めて検出された変異株（VOC-202012/01）は、従来型と比べて1.32倍も感染しやすく、入院・死亡リスクが1.4倍も高い可能性があります。ほかにも南アフリカで初めて検出された変異株（501Y.V2）は、従来型と比べて1.5倍ほど感染しやすく、入院・死亡リスクが高く、さらに、ワクチン効果を弱め、再感染しやすい性質を持っている可能性があるそうです。

■注目すべき変異株（Variants of Interest：VOI）

主に感染性や重篤度が増すもので、ワクチン耐性に影響を与える可能性が示唆される変異株を指します。

今後、日本でも多くの人々がワクチンを接種することによって、コロナウイルス終息への福音となればいいのですが、ワクチン耐性をもつ変異株が出てくる可能性はあります。さらに、コロナウイルスだけでなく、インフルエンザやノロウイルスなどといった毎年流行しているウイルスもあると思うと、コロナウイルスワクチン接種後も引き続き、さまざまな感染症に対する感染防止対策を継続する必要があります。

2章

コロナ流行中に知っておくべきこと

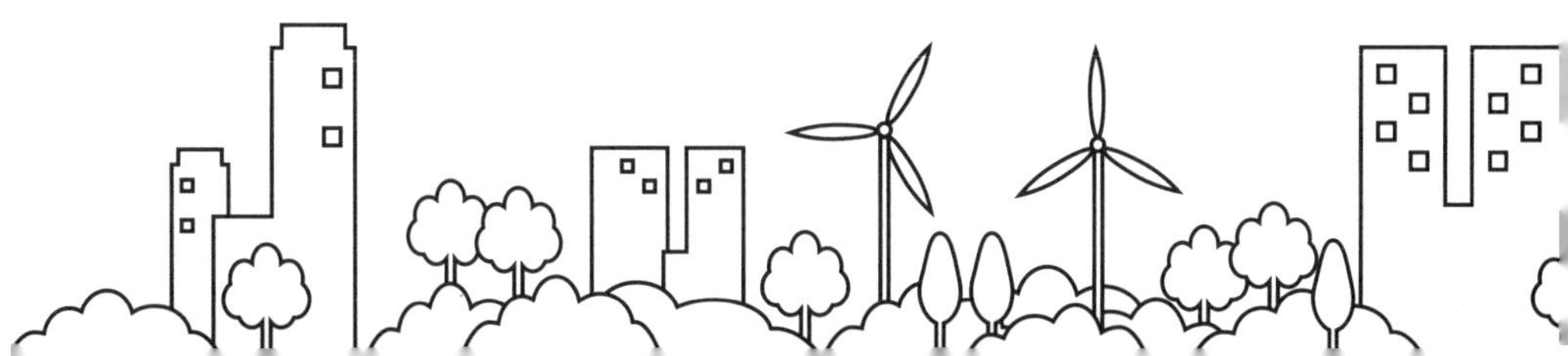

2-1 新型コロナウイルスの情報とどのように付き合っていますか？

テレビやインターネットに掲載される新型コロナウイルスの情報は、確実なものと不確実・不確定なものとが入り混じっています。どの情報が正確なものなのかや、その出所は信頼できるものなのかを、私たちが即座に見分けることは困難です。したがってこうした情報とは適切な距離を取りながら冷静に生活していくことが重要です。

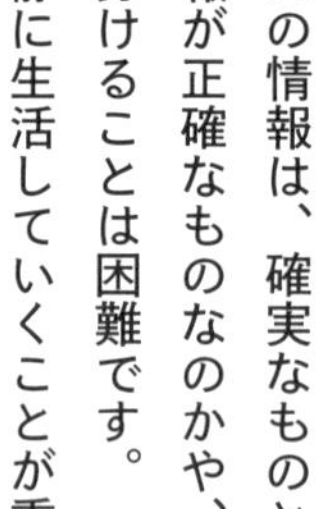

私自身は、普段からあまりテレビを観ることがなく、主にインターネット（ネット新聞も含めて）ニュースなどから、情報を得るようにしています。社員さんをはじめ一般の人は、インターネットもしくは新聞や雑誌、テレビやラジオから情報を得ることが多いでしょう。インターネットの場合、それを読んだり見たりする受け手が「こういう情報を得よう」という意識や意図を持っているので、やや偏った情報を選んでいることが考えられます。

医療職である私が新型コロナウイルス（以下、コロナ）の情報を得ているサイトは、ある程度専門的なサイトであるため、情報を流すほうの意図や情報操作、感情などが入りにくいのかもしれません。このようなサイト情報と比較すると、テレビ番組の情報は司会者やコメンテーターの恣意が

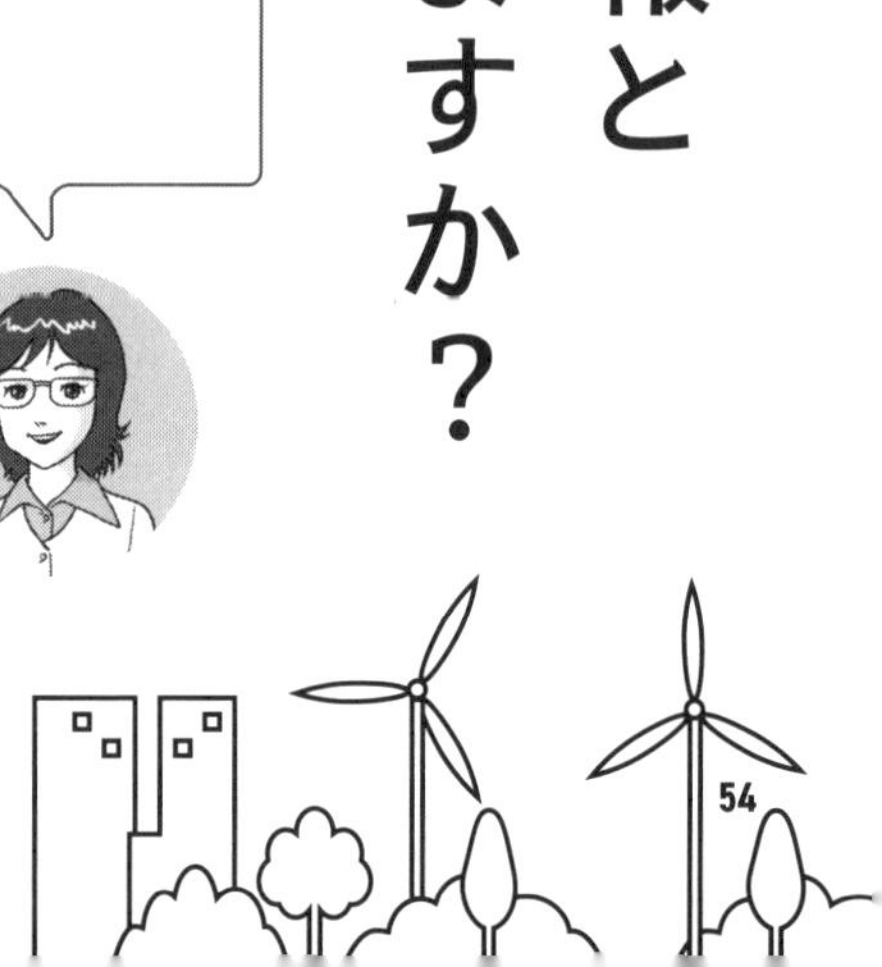

かなり入りやすいものだと個人的には感じています。

私は、コロナの情報を得ながら、日々産業医として社員さんと面談していますが、「コロナが怖くて怖くて必要な外出もできなくなり、ここ１ヵ月ほど自宅から一歩も出ていない」という方も少なからず見受けました。このような方々からは「調子は悪いけれど病院に行けないし、当然、産業医面談も会社に行って対面で行うなんて、とんでもない！　オンライン面談でなければ怖くて受けられない」「産業医も医師でしょう。医療現場に出ていればコロナに感染しているかもしれないじゃない」と言われました。それを聞いて、私自身はショックというよりも内心「あ、一般の人が受け取るコロナのイメージはそういうものなのですね」と思いました。

その後、オンライン面談を希望する方が多くなり、緊急事態宣言中は私も７割くらいリモート勤務、つまり在宅勤務をしていました。すると、お昼休憩時に何気なくつけたテレビにより、ワイドショーでコロナ情報が連日、放映されていることを知りました。それは確かに必要な情報もありましたが、中には「医学的にどうなの？」「それは不確実ではないの？」と思うようなものや、コロナ感染症の合併症や後遺症などの一部分をかなり誇張しているものがあると感じました。コロナについて世界中でまだいろいろとわからないことが多い現状で、医学知識に馴染みのない方々が連日ワイドショーなどのコロナ情報を聞いていたら、不安を感じてしまうのは当然と、妙に納得しました。

国を挙げて緊急事態宣言が発出され、会社からは「出社するな」と言われ、地方出身者（特に東京在住の）は帰省したくても実家から「帰省はしないで」と言われ、孤独感を感じている中で、連日こんなニュースを見たら、不安になるのが普通の感覚だろうと思いました。

余談ですが、ある時期、メンタル不調や体調不良を訴える地方出身者（栃木県や茨城県などの、関東圏の出身者も含む）の若者に、「数ヵ月単位の長期療養が必要だと思われるから、実家に帰って療養したら？」と提案すると、みんな口をそろえて「私の実家はかなり田舎なので、自分が帰ったら実家の家族が村八分にされてしまう。両親からは『それこそ家や自分たちに向かって石を投げられるから、帰ってくるな』って言われているんです」と話していました。これには正直、驚きました。この令和の時代に「村八分」「石を投げる」などの言葉が使われる状況が地域社会にはあるのでしょうか？　実際に石を投げられなくても、そういう話が会話に出てくること自体から、「殺伐とした世の中になったのだな」と思いました。

社員さんが過剰に反応してしまうケースもあります。四国営業所で感染者１名と濃厚接触者２名が発生した製造業の会社がありました。その東京本社では遠隔ではありながらも地元の保健所と連絡を取りつつ対応し、四国営業所の社員さんの不安を払拭するために、社員全員にＰＣＲ検査を行わせて陰性を確認したそうです。にもかかわらず、その一報を受けてから、四国営業所から届く荷物を本社やほかの営業所の社員さんがコロナを恐れて受け取りたがらないという事態になりました。

これに対応した役員さんは驚いて、ひとまずその四国からの荷物をアルコール消毒して「これで大丈夫だから」と安心させたそうです。その後、社内で正しいコロナの知識を啓発する研修を行いました。

私は彼らの不安な気持ちは理解できるのですが、なんだかコロナとその感染者を恐れるだけではなく、憎悪の対象にまでしているような気がして、「行き過ぎでは」と思いました。そして一時期は、産業医として企業へ「このフェーズでは気をつけていてもコロナに感染してしまうことはあるから、たとえ感染者が発生したとしても、その方を責めてはいけないですよ」と啓発していました。「世間の情報の流し方やその受け止め方を本当に考え直さないといけないのでは？」と感じています。

アドバイス

コロナ情報には過剰に反応しないで、ある程度の距離を置きましょう。ワイドショーなどのテレビ番組や、インターネットや雑誌などからコロナ情報を拾ってしまうと、情報疲れしてしまうかもしれませんし、情報に振り回されてしまいます。適切な感染防止対策を取ることは必要ですが、不確実な情報に踊らされない自分を作ることも重要だと思います。

皆さんは具体的にはどのようなサイトから情報を得ているでしょうか？　同世代で非医療職の友人らは「『Ｙａｈｏｏ！ニュース』から情報を得るようにしている」と話していました。その理由は「今回のコロナに関するニュースを繰り返し観ていたら、東日本大震災のときにＡＣのＣＭ広告が繰り返し放映されていたことを思い出して、つらかったし、ちょっとトラウマ的になったから」と言っていました。さらに、「一部の雑誌などに怪しい民間療法の話などが書かれており、読む気になれず、結局、インターネットから情報を得ることに落ち着いた」と言っていました。もっともインターネットにこそ恣意的な記事があるので、余計に恐怖感や間違った安心感を持ってしまうことがあります。

医療職の私自身は「厚生労働省のホームページがいいな」と個人的には思うのですが、医療職ではない友人や知人に聞くと「厚生労働省のホームページは読みづらい」ということでした。最近は市役所などのホームページの中にも、わかりやすく情報を発信しているものがあります。そこから、情報を得ていくのはどうでしょうか。

テレビ番組や雑誌が間違ったことを掲載しているとは一概に言えませんが、万が一それらの情報から不安を覚えるようなら、一度、その情報媒体から距離を置くのがいいかもしれません。

2-2 安全な会食や飲み会ってありますか？

100％安全な会食や飲み会はありません！
どうしても会食をしなければならなくなったら、少人数、個室、アクリル板などによる遮蔽《しゃへい》、一人ずつの盛り付けという原則を守るようにアドバイスしています。

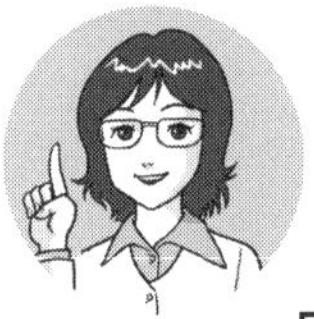

私には実際にコロナ感染者を診察する機会があります。そういう方々に問診をしていたところ、「飲み会に行って、毎晩のように違う友人と飲み歩いていた」という方が少なからずいました。緊急事態宣言発令中にレストランや居酒屋をのぞくと、実際に割と密な空間で向き合って話し込んでいるグループを見ました。そんなときに産業医としては「このお店の換気はどうなのか？」「店員のマスク着用方法はどうなのか？」などが気になります。一部の店員さんに「マスクから鼻が出ているよ！」と突っ込みたくなるお店もありました。

会食や飲み会のことを話すと、「けしからん！」という声が聞こえてきそうですが、実際には

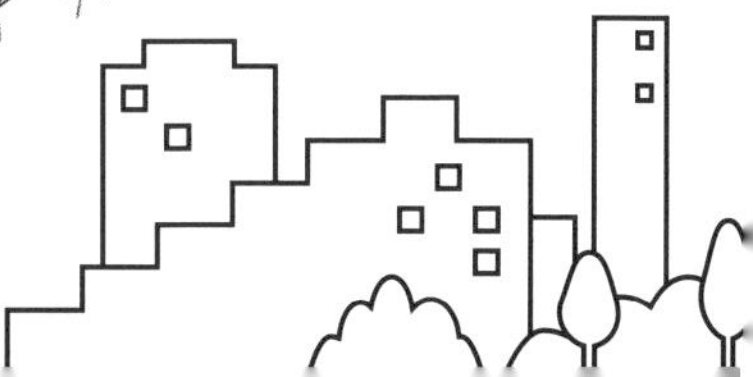

2021年に入って2回目の緊急事態宣言が解除されたあたりからは、我慢の限界に来ている社員さんが見受けられますし、立場上、少人数で時間を制限したうえで会食せざるをえない方々もいるようです。また、「会食や接待の場で、仕事が決まる」と明確に言う社員さんもいる半面、「週8回もあった接待がなくなって嬉しい。コロナが流行して良かった」と話す社員さんもいました。ただ、その方に「それで、仕事のほうは？」と聞くと、「接待がなくなるとともに、仕事もなくなりました！」と言われました。感染防止対策の徹底と経済活動の活性化は両立しない場合があるようです。これが社員さんのボーナスなどに影響が出る可能性を否定できません。

「コロナには感染していないけれど、経済的に干からびてしまっている」という声も聞きます。そのように話す営業をはじめとする社員さんや、役員の方々から、「より安全な会食についてのアドバイス」を求められています。最初私は「そんな特別な方法などあるわけないじゃないですか！飲み会や会食に行かないのが一番です」と話していたのですが、それでも、産業医面談をしていると、こっそりと「少人数で飲んだ」と報告されることがあり、「コロナ流行前よりは格段に回数が減ってはいても、実際は飲み会や会食はある」と聞き、会食の場をもたないと仕事が進まない部分があるのかなと感じました。

それであれば、医師として、最大限感染に気をつけた飲み会や会食のあり方を教えてあげたほうが前向きなことなのかなとも思えてきました。そこで次のようなアドバイスをするようになりました。

アドバイス

会食や飲み会の方法についてアドバイスする前に、まず「感染を100%に近い形で防ぐには、やはり会食しないという一言に尽きます」と申し上げます。

ただ、仕事上の理由があるビジネスパーソンには、「100%感染しない」とは言い切れないものの、安全でマシな会食の仕方として、次のような七つのアドバイスをしています。

・できるだけ少人数（4人以下）での会食が望ましい
・できれば個室で行う
・できれば一次会で終了とする
・会話はマスクを着用して行う
・正面と側面に、アクリル板などの遮蔽があることが望ましい
・食事は一人ずつの盛り付けになっているコース料理などを選ぶ
・お酒は銘々がつぐようにする。あるいは店員さんについでもらう

「どうしても教えてください」と言われた場合に、これらを企業や診察室でアドバイスしていたら、「ほかの六つは守れているけど、アクリル板はなんか卓球したくなっちゃうよね」と冗談交じりにアクリル板には抵抗があることを話す方がいましたが、医師として「遮蔽は本当に大切だ」と思う

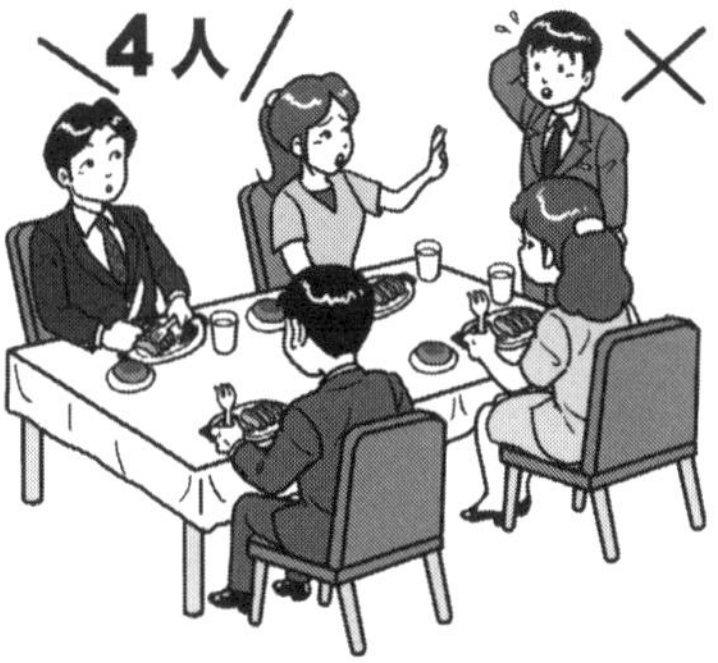
4人

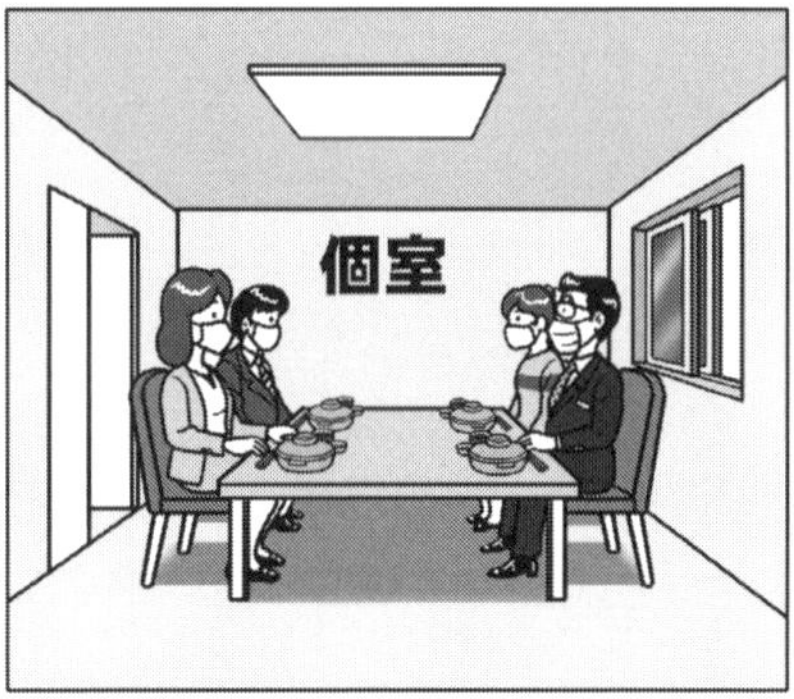
個室

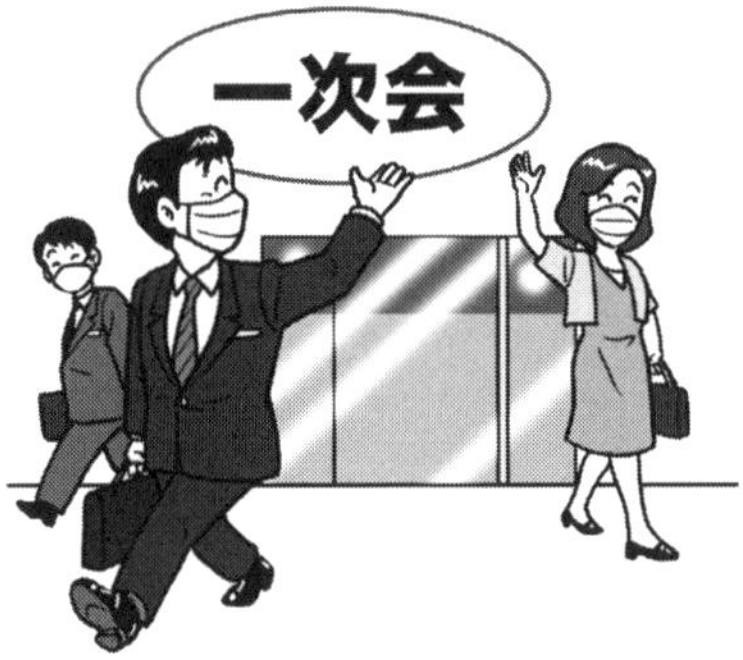
一次会

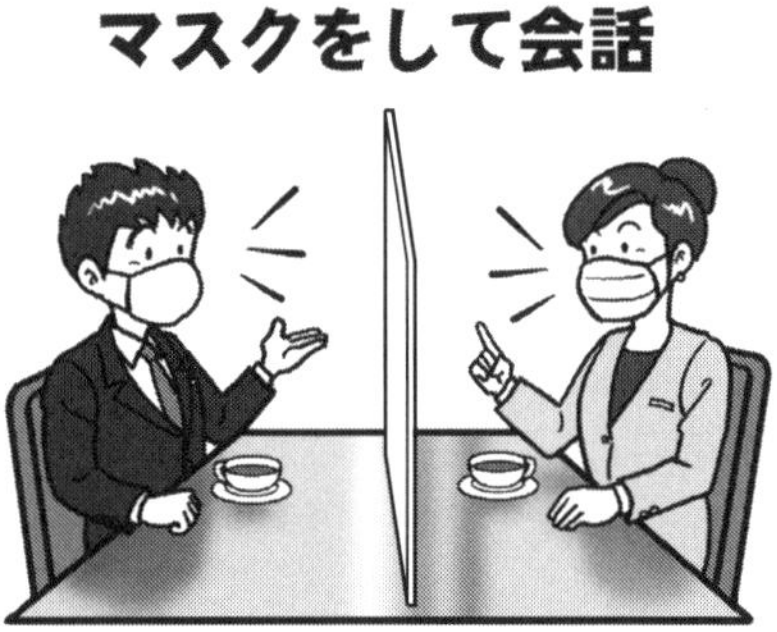
マスクをして会話

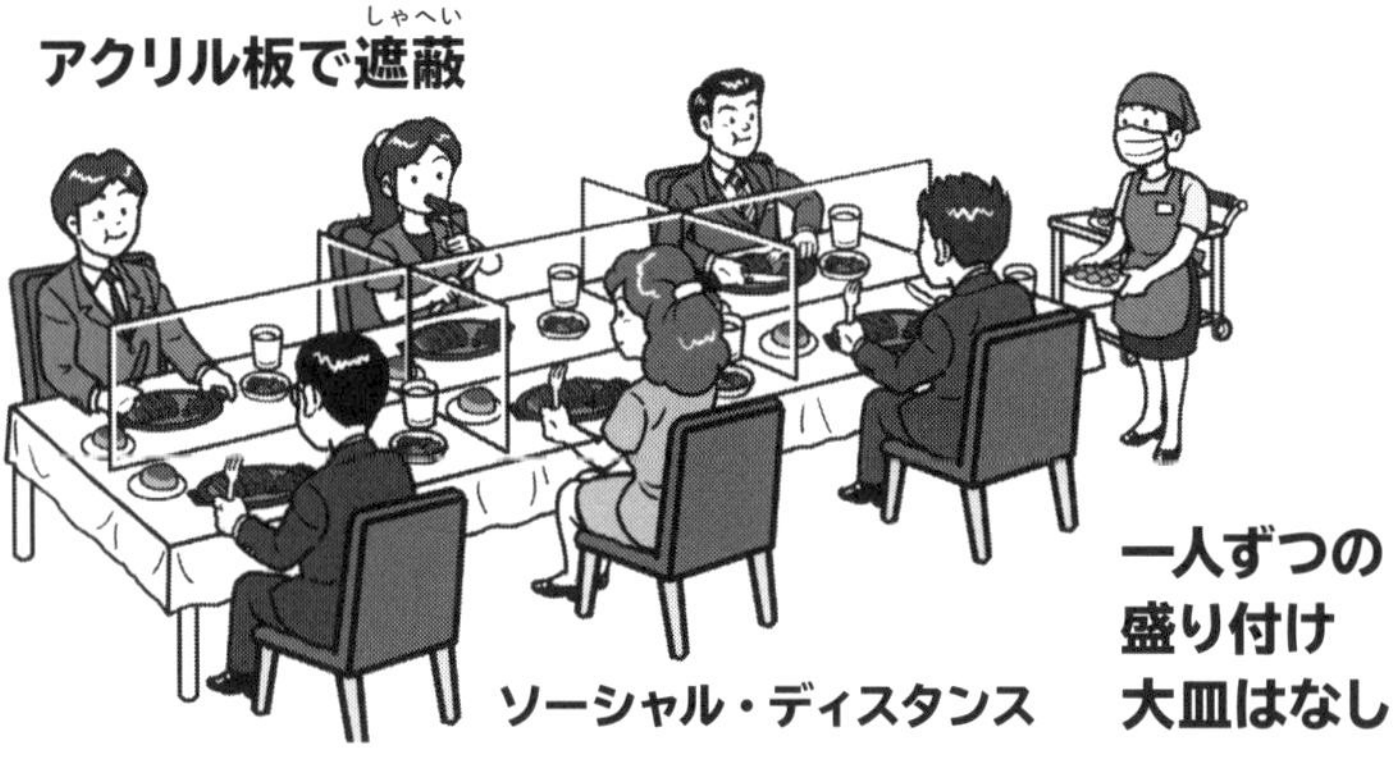
アクリル板で遮蔽《しゃへい》
ソーシャル・ディスタンス
一人ずつの
盛り付け
大皿はなし

のです。ですから、この項目も外せません。

ただ、「特に医療体制が逼迫している時期にコロナに感染することは避けるように」と話しています。それには、やはり会食や飲み会、外食に行かないのが一番です。人の動きがあれば、感染は拡大します。これはペストやコレラ、結核など、これまでの感染症の流行の歴史を見れば否定できません。

絶対に安全という会食や飲み会は存在しません。ですから、「会食や飲み会は自己責任で行うように」と最後に付け加えています。

2-3 より安全な出張方法とはどのようなものですか？

出張をより安全に行うには、出張先への移動もホテルでの食事や入浴も一人が望ましいです。長期出張になるときは、オンラインで定期的に体調を確認しましょう。感染を100％拡大させないという人の移動はありえませんから、できれば感染流行の極期は出張を避けたほうがいいです。

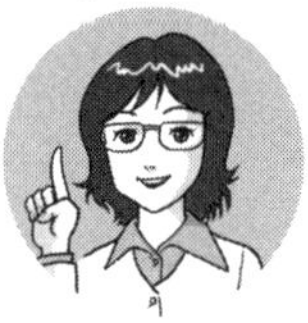

安全な出張方法とは前節の会食や飲み会の方法に次いで、なかなか難しい問題です。

出張とはビジネスを通じた人の移動です。「人の移動を、感染防止対策上、100％安全に、感染を全く拡大させることなく行うことは無理である」と思います。

ただ、やはり、これも前述の会食や飲み会と同じく、年単位でコロナの流行が継続してくると、「職種や会社での立場によっては、いつまでも出張を禁止していると、ビジネスが干からびてしまう」という声を聞きます。この節でも前節と同じく、やみくもに「出張なんてだめですよ！　オンラインですませてください」とアドバイスしても、現実には、取引上難しいケースが出てくると思います。また、法的拘束力がないのに"お願いベース"でアドバイスしていて、最初のうちは効力を発揮していたとしても、そのうち、その効力は緩んできてしまいますよね。

であれば、いっそ、出張を命じられている社員さん向けに私は、産業医としても内科医としても、より安全な出張のあり方というものを考えてみました。

２０２１年に私自身も、大阪へ出張せざるをえなくなりました。それは、コロナ流行後も表面上は何事もなく仕事を回せていた少人数の地方事務所で、バタバタとメンタル不調者が続出し、休職に追い込まれていたからです。ただでさえ社員数の少ない中で仕事を回し、本社ほど手厚い管理部門のない地方事務所で、メンタル不調による休職者が続出すると、残された社員さんに仕事のしわ寄せが行って、過重労働などの過酷な職場環境になってしまいます。

メンタル不調に比べてフィジカル不調は、休職期間や復職のステップの予測を立てやすいです。例えば、骨折や、急性肺炎、早期胃がんなどのフィジカルでの問題は、主治医と本人の意見や判断を聞きながら回復時期を予測しやすいため、仕事も調整しやすいですね。

メンタル不調は心理的なものであって、目に見えないため、本人にとってその傷がどの程度大きくて深いものなのか、今はどの程度のカサブタになっているかなどが、非常にわかりづらく、産業医の私でも、休職の時点では回復や復職までにどれくらいの期間を要するかという予測を立てづらいと感じています。

さらに、この予測が立てづらい状況で、同じ部署に取り残された社員さんが、休職した社員がいつ復帰するかもわからず「ゴールの見えない過酷な仕事が続く」と感じる心理状態に陥ることにつながる場合があります。

そこで、「緊急事態宣言中ではありますが、休職者が続出して困っていますので、大阪に来て、直接現場を見て指導してください」と頼まれてしまいました。もちろん、産業医としてはこんな状況を聞かされれば、とても嫌だとは言えませんし、いてもたってもいられない気持ちでした。「行くなら、今でしょう！」って感じです。問題が炎上している今こそ現場に出向いて、休職者や管理職などの関係者にお会いして、その方々の緊急であるという危機感が強いうちにアドバイスしたほうが、あとあと、物事の解決が早いと思いました。

アドバイス

では、出張をしなければならないときはどうするか？

実際に大阪へ出張した際に私が取った方法としては、まず一緒に出張する同僚たちとはそれぞれ全く別の車両に乗ることにしました。同じ車両の横並びの席に並んで座ると、感染するときだけでなく、事故が起きたときもそうですが、何かあれば、みんなが同時にその被害を受けてしまうということです。このようなことからの回避をもっと徹底しようと思うなら、乗る電車自体をそれぞれ別にすることです。

私は出張先でも、体温測定や手洗い、アルコールでの定期的な手指消毒を行っていました。仕事中は当然のことながら仕事以外のときでも鼻と口をきちんと覆うようにマスクを着用し、会議はデ

出張でのアドバイス
その1

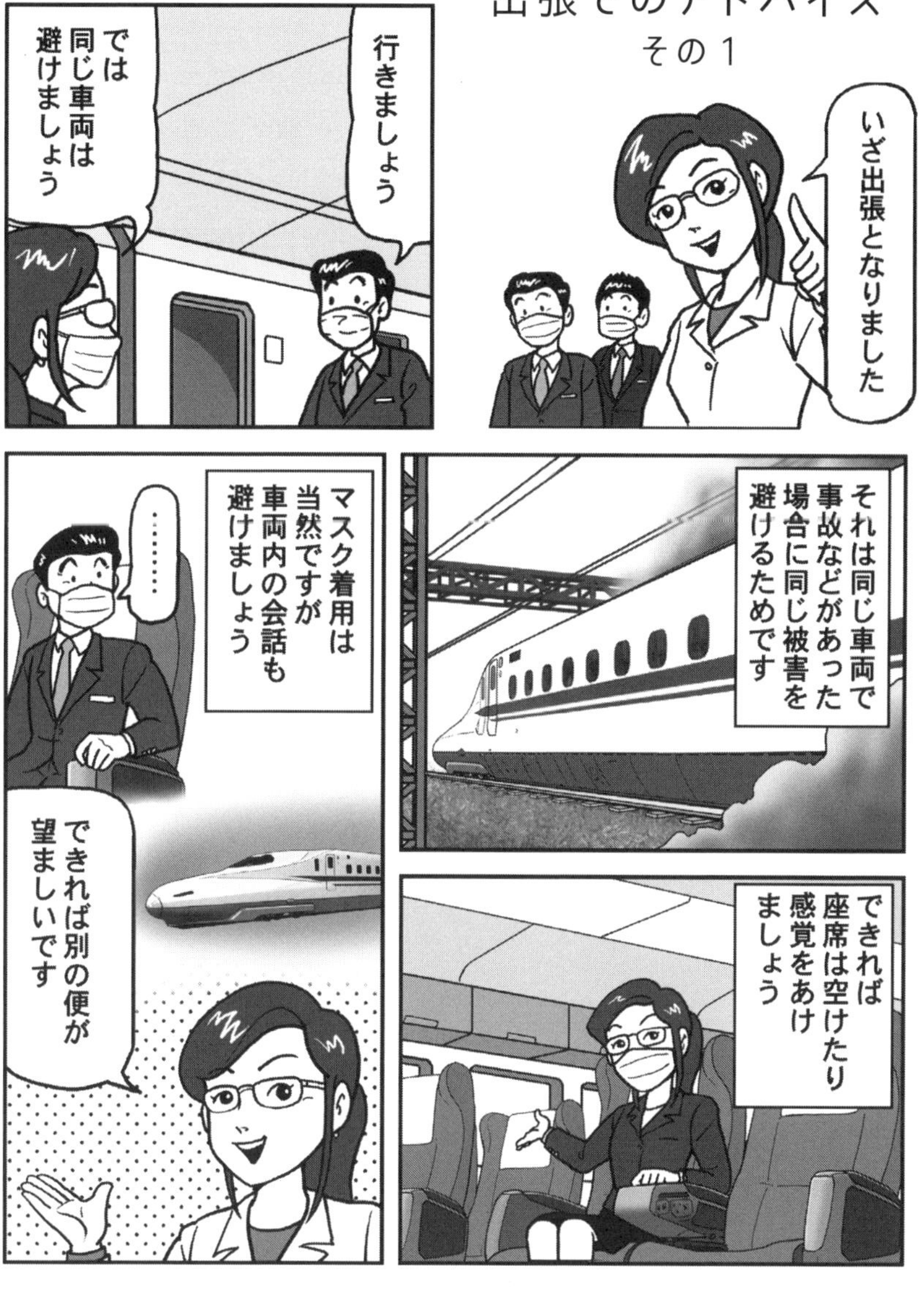
いざ出張となりました
行きましょう
では
同じ車両は
避けましょう
それは同じ車両で
事故などがあった
場合に同じ被害を
避けるためです
できれば
座席は空けたり
感覚をあけ
ましょう
マスク着用は
当然ですが
車両内の会話も
避けましょう
………
できれば別の便が
望ましいです

ジタルツールを使用しながら５人以上が集まらないようにして行いました。昼食はお弁当を持参して、お昼休憩時に自分一人で食べました。これは寂しいものですが、リスク回避になります。そして、夜も当然、懇親会や会食は行わず、宿泊もせず、日帰りで夜に帰宅しました。

しかし、中にはどうしても、距離的なものと出張に行く方の体調を考慮すると宿泊しないといけないということがあるかもしれません。そのようなときは、ホテルの部屋をトイレやお風呂がついている個室にしましょう。朝食はビュッフェ形式のホテルレストランは避け、前日にコンビニで買っておいたサンドイッチやおにぎりを食べるようにするとよいでしょう。もし外食することになったときには、隣の人とソーシャルディスタンスが保てる空間のレストランなどを選び、個別の食器に盛り付けられたメニューを選ぶようにしましょう。

２０２１年の緊急事態宣言中に、どうしても台湾へ出張に行かないといけないという社員さんがいました。それは、製造業の技術部門の技術士さんでした。「オンラインミーティングやマニュアルでは伝えきれない技術の感覚的な部分や細かな作業を、現地スタッフの横に付いて指導しないといけない」と言うのです。

コロナ流行前の通常であれば３泊４日で終わるはずの台湾出張が、その時期は前後に２週間ずつの健康観察期間を加えて１ヵ月間の出張予定が組まれました。

産業医として私は、その会社に「これはこの時期に、どうしても行かないといけない出張なのですか？」と何回も確認しましたが、そのたびに「行かないといけない出張です」という返事を受け

出張でのアドバイス
その2

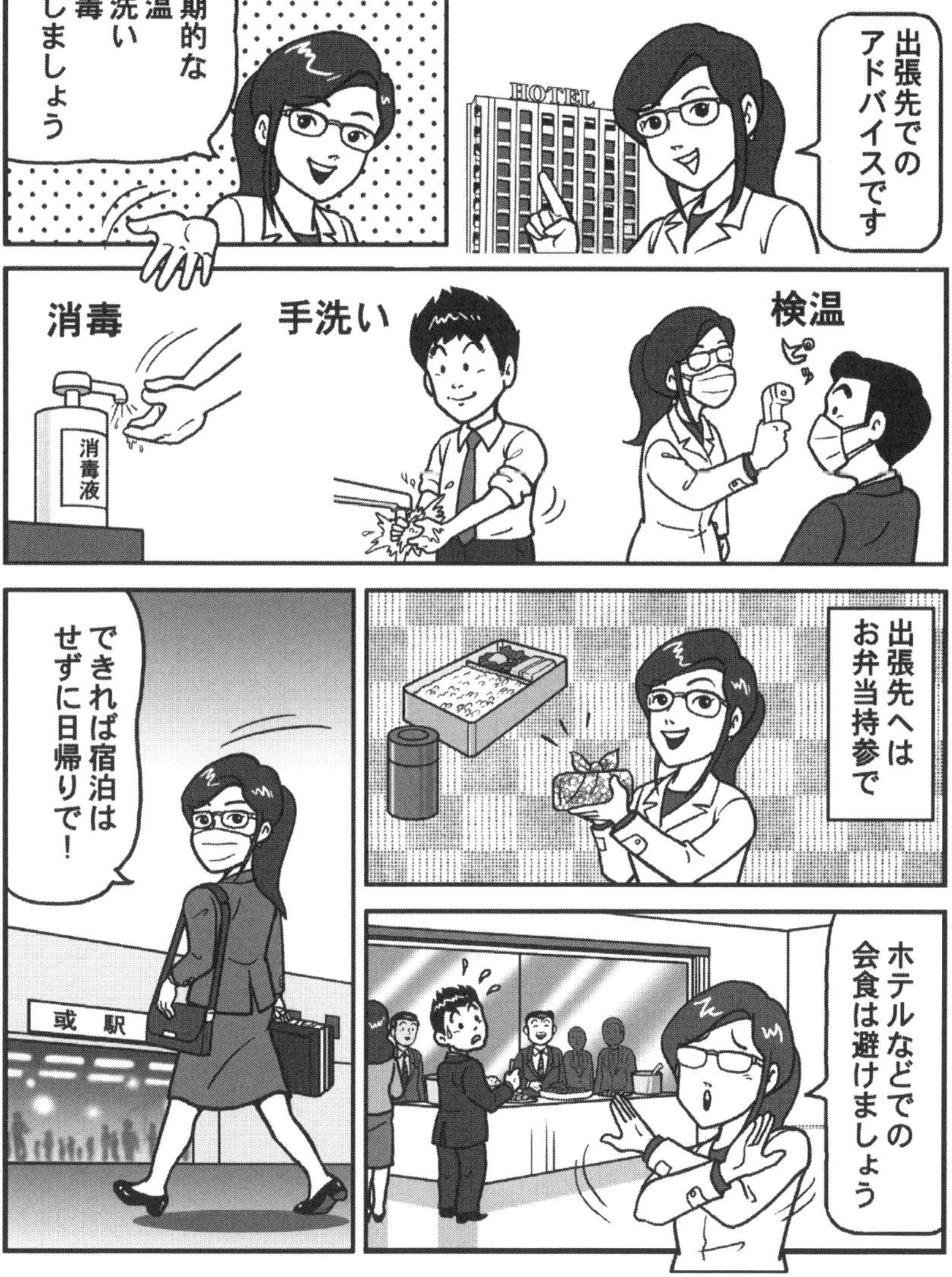

出張先でのアドバイスです
HOTEL
定期的な検温手洗い消毒をしましょう
検温
ピッ
手洗い
消毒
消毒液
出張先へはお弁当持参で
できれば宿泊はせずに日帰りで！
或　駅
ホテルなどでの会食は避けましょう

ました。
そこで私は、その出張予定の社員さん本人や会社に次記のことをアドバイスしました。

・出国・入国時にＰＣＲ検査を受けること
・マスク着用の徹底
・手洗いの徹底
・ホテルなどの共用スペースに長時間滞在しないこと
・人との距離は１ｍ以上のソーシャルディスタンスを保つこと
・現地の方と会食しないこと
・ホテルの食事はビュッフェ形式のところを避けること
可能であればテイクアウトして、ホテルの部屋で食べること
・１日１回、体温を測定すること
・１日１回、オンラインで会社の管理部門や上司に体調を報告すること

今後は出張が必要ならば、出張する側の方も、出張を受け入れる側の方も、新型コロナワクチン接種を２回とも終わらせてからにしていただけるといいと思います。それも、接種したからといって絶対に感染しないということではありませんし、変異株が出現してからはワクチン接種をした人でも感染したというブレイクスルー感染のニュースが入ってきていますので、マスク着用や、手洗

出張でのアドバイス
その3
海外出張の場合

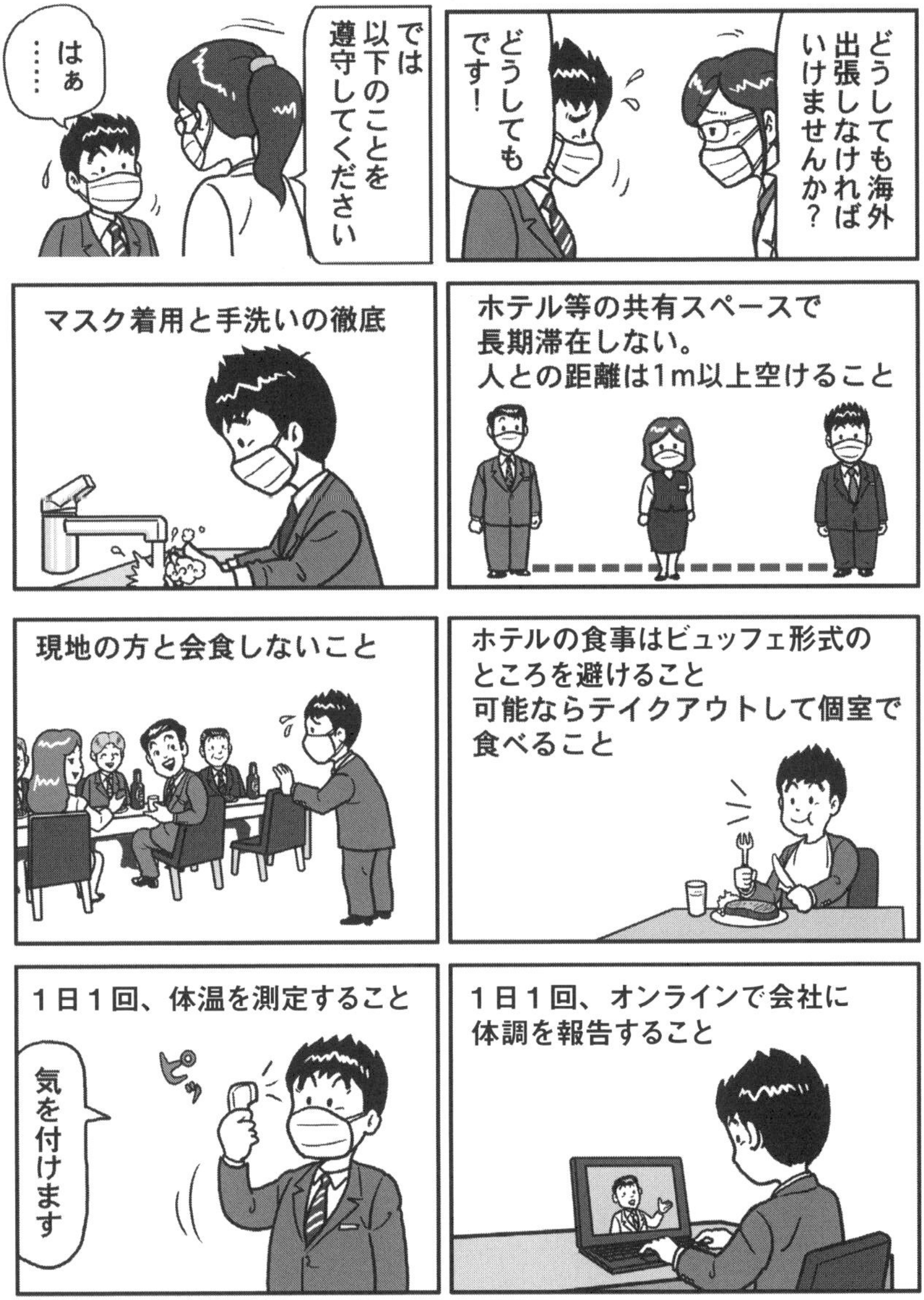

どうしても海外出張しなければいけませんか？
どうしてもです！
では以下のことを遵守してください
はぁ……
ホテル等の共有スペースで長期滞在しない。人との距離は1m以上空けること
マスク着用と手洗いの徹底
ホテルの食事はビュッフェ形式のところを避けること
可能ならテイクアウトして個室で食べること
現地の方と会食しないこと
1日1回、オンラインで会社に体調を報告すること
1日1回、体温を測定すること
気を付けます
ピッ

いの徹底と、三密回避、ソーシャルディスタンス確保の基本原則を守りながら出張していただきたいと思います。

歴史を紐解いて人々の移動と感染症の関係を考えますと、古くは、中国が発生起源と思われるペストが大陸の西側つまりヨーロッパに、シルクロードを通って伝染していき、14世紀にはそのペストの流行によって、ヨーロッパの全人口の3分の1の人々が死んでしまうということがありました。19世紀にはイギリスのインド支配をきっかけに、ヨーロッパにコレラが流行しました。19世紀半ばから後半にかけてヨーロッパで起こった産業革命の際には、地方の農村部から都市部に人々が流入して都会の人口が爆発的に増え、その非衛生的になった場所での過酷な労働によって、結核が広まりました。

日本では少し遅れた、19世紀後半から20世紀前半にかけて、この種の結核の集団感染が起こり、こうした現場での経験から、日本での産業医の前身である工場医が誕生しました。

これらの歴史的な事実を踏まえると、2020年のコロナ流行当初に、各国が法的拘束力をもって街や国をロックダウン（閉鎖）して、強制的に人の移動を遮断したということは至極当然であったと思います。こうしたことを考えれば、「安全な出張というものはない」ということを、皆さんはよくわかるのではないかと思います。

結局、感染の歴史を振り返り、「感染がピークになりそうな時期や、ピークの時期には移動を避けることが鉄則だ」と私は思っています。

参考文献

長崎大学　熱帯医学研究所教授　山本太郎「歴史研究最前線　感染症と歴史」2020年2学期号、P26〜29
大谷明「文明と伝染病：その関連の歴史」日本細菌学雑誌　58(4)、P657〜662(2003)
大久保利晃、「産業医と勤労者医療」日職災医誌　51、P95〜100(2003)

COLUMN 2

新型コロナウイルスワクチン

2020年に新型コロナウイルスワクチン（以下、コロナワクチン）が登場したとき、私は正直、その承認の早さに驚きました。新薬やワクチンの承認には大規模な試験や事務手続きなどを行うため、年単位の時間を要するのが常だったからです。世界中でそれだけ切羽詰まった状況だったということです。新型コロナウイルス感染症（以下、コロナ）が流行してからというもの、ライフスタイルが変わってしまい、ビジネススタイルも変わって世界中の経済活動が抑制されてしまったのです。人類として、この最悪の状況から早く脱却したいと考えるのは当然です。

このコロナワクチンはかなりセンセーショナルに取り上げられているので、皆さんはご存じかもしれませんが、従来型のワクチンとは成り立ちが大きく異なります。ファイザー製とモデルナ製はmRNA（メッセンジャー・アール・エヌ・エー）ワクチンであり、アストラゼネカ製はウイルスベクターワクチンになります。

そもそも、RNAは生物の遺伝情報であり、身体を作る設計図ですね。これは皆さんが聞いたことのあるDNAに保存されています。DNAは単なる設計図であり、かつ大事な原本ですが、それだけでは何の働きもしません。生命活動に必要なさまざまなタンパク質を合成する際には、まずこのDNAから必要な情報をRNAに写し取り、その情報をタンパク質を作る装置のところへ運びます。

このタンパク質の設計図にあたる情報を運搬してくれる役割をもつRNAをmRNAといいます。ですから、このmRNAとは私たち人間が身体の中に当然もっているものです。

ファイザー社やモデルナ社が製造しているmRNAワクチンというのは、新型コロナウイルス（以下、コロナウイルス）のタンパク質の設計図を搭載しているmRNAを人の身体に入れることによって、人の身体の筋肉細胞内でコロナウイルスの一部のタンパク質を作ります。

もちろん、このタンパク質はコロナウイルスそのものではないので、人の身体に害を及ぼすことや、病原になることはありません。mRNAは人の細胞の核の中に入ることはありません。また、mRNAは短時間で分解されるため長期間タンパク質を作り続けるということもありません。

一方、このタンパク質が体内で生成されることにより、人の免疫細胞にとってはコロナウイルスの目印を知ることとなり、実際のコロナウイルス感染に備えた攻撃訓練を開始できるのです。

コロナワクチンの実用化に向け、その有効性と安全性を確認するために、臨床試験が実施されました。その結果、ファイザー製ワクチンは95%、モデルナ製ワクチンは95.5%の有効性があることが確認されました。


今後、日本でもワクチン接種がどんどん拡大していき、集団免疫を獲得できればいいのですが、コラム1で述べたとおり、変異株の出現や、ワクチン接種後の有効期間などがまだわかっていないため、現在のところコロナウイルスがいつ終息するかは予測できないのです。

3章

コロナで変化する私たちの意識 健康に働くためにすべきこと

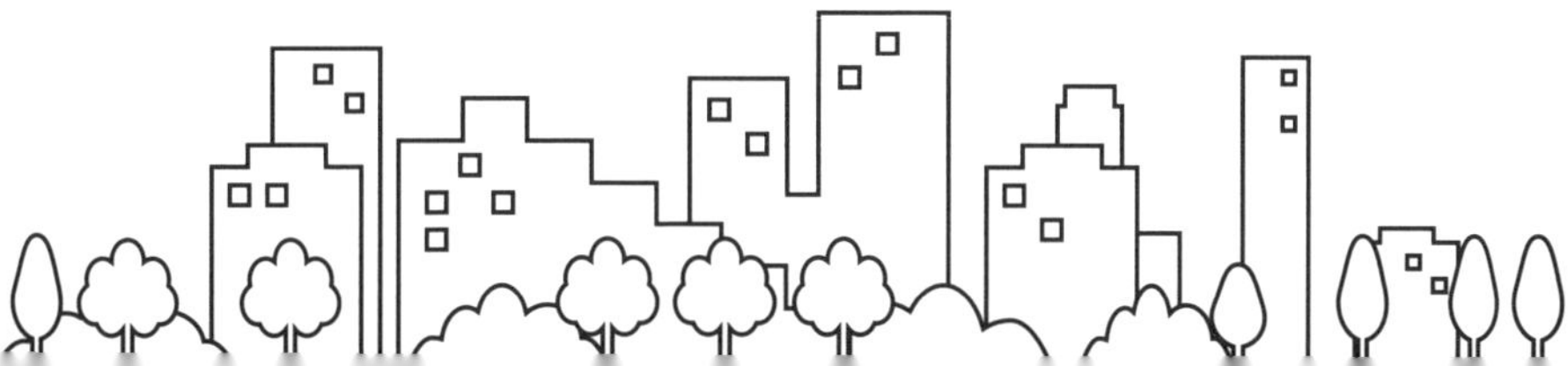

3-1 コロナ流行後、太っていませんか？

コロナ流行後に太り、生活習慣病が悪化していませんか？
自分の1日の食事を「見える化」して、
「ま・ご・わ・や・さ・し・い」食事をフルコースでいただきましょう。

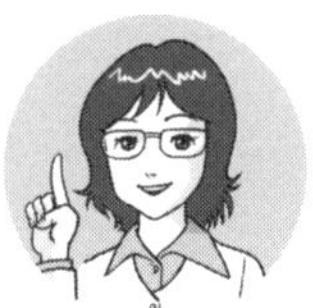

　コロナが流行してからリモート勤務となり、外出も制限されて、おそらく体重が増えてしまった方が多いのではないでしょうか？　実際に産業医として面接指導や内科外来での診察をしていると、リモートワークの１年間で２～５キロくらい体重が増えてしまったという方をお見受けします。

　原因は何でしょうか？　それは「運動をしないのに食べる量が変わらない」「筋肉が落ちて脂肪が増える」という二つが多いです。筋肉は脂肪組織より重いのをご存じですか。その「重い筋肉が減ったのに体重が増えている」ということは、「自分が思っている以上に太っている」、つまりそれだけ健康が損なわれているということです。

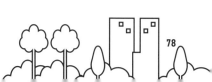

　皆さんも思い当たる節があると思いますが、自宅にいると手を伸ばせば届くところに食べ物があ

り、ついつい間食が増えてしまう方もいるようです。しかも、食べ物だけでなく必要なものがほとんど手の届くところに置いてあるから、動かないですね。このことは便利ではありますが、身体を動かす量は圧倒的に減ります。オフィスであれば上司や同僚がそばにいて彼らの目があるため、仕事中にボリボリとお菓子を食べるわけにはいきませんでした。良い意味で、監視の目がありました。それがなくなってしまって、中には「リモート勤務になってから高級食パンにはまって1日1斤を食べてしまう」と言う強者の社員さんもいました。「ついつい間食してしまう」「通勤時間がなくなったことで、ゆっくりと朝食や夕食を食べる時間ができましたが、そのためか食事量が増えてしまった」という声もお聞きしました。また、それとは全く逆に「ついつい毎日お昼はその手軽さゆえにカップ麺で済ませてしまう」という社員さんもいました。カップ麺にパンやおにぎりなどが足され、知らず知らずのうちに炭水化物の重ね食いになっていたようです。これは偏食であり、不健康な食生活だと思います。そのうえ、後述する運動不足の問題も重なってしまい、「コロナ太り」という言葉まで飛び出してきました。

まあ、まだ「ちょっと体重が増えちゃって」というレベルならばいいのですが、如実に糖尿病や脂質異常症、高血圧症などの数値が悪化する方も少なからずいました。実は、ここが大きな問題ではないかと思います。これは「コロナ流行のために働き方やライフスタイルが変わったことによる健康障害」ともいえるわけです。これは長期化すればするほど深刻化すると私は考えています。

ですから私は、企業でも診察室でも「コロナ流行後の新しいライフスタイルの中での食事と体重をしっかりと管理するように」と口を酸っぱくしてアドバイスをしていると、「先生、痛いところ突いてきますね」と言われたことすら何回もあります。実は、こんなアドバイスをします。

アドバイス

緊急事態宣言下で、すべての社員さん方にまずアドバイスしたのが、自炊をすることでした。意外に、緊急事態宣言によって社会の経済活動が緩やかなスピードになったことで、ここ30年間以上業務に追われていた社員さんからも「一時、足止めされて時間に余裕ができた」などという声が聞かれましたから、趣味も兼ねて自炊することを勧めました。自炊することによって、どれくらいの塩分とカロリーを摂取しているか、野菜は足りているかなどを意識できますし、「調理が良い気晴らしになる」と言う方もいました。

最近は、書籍だけでなくYouTubeや動画サイトで、料理の作り方を数分間でわかりやすく解説してくれているチャンネルもあります。料理というと、グラタンやローストビーフ、肉じゃがなど、手間ひまをかけないとできないものを想像しますが、すぐにできる簡単な料理の動画もあります。中には電子レンジをうまく活用した時短料理もあります。

それでも調理が難しいという方には「まずはご飯を炊くことから始めて、おかずはそれこそ納豆や目玉焼きなど、混ぜたり焼いたりするだけの、ちょっと手を加えれば簡単に完成してしまうものを用意するようにしたら良いですよ」と話すのです。

「簡単なものからチャレンジすれば、料理を作る、自炊するというハードルが下がりませんか？」と話すと、これが意外なほど下がるという方が多いです。次にその社員さんに面談でお会いすると、「先生に言われたので、電子レンジで１人前のご飯が炊ける器具を購入して、週に何回かはご飯を炊いてます！」という嬉しい報告をしてくれます。こんなふうに、行動変容レベルまで食事への意識が変わっていくといいですよね。

こうして炊事に少し自信がついてきた人には、次のステップとして、夕食に野菜たっぷりのお鍋やお味噌汁を作ることをお勧めしています。野菜が入ると力サが増しますし、さらにキノコや、豆腐、こんにゃくなどの低カロリーの食材を入れると、お腹いっぱいになるのです。これができるようになったら、「ま・ご・わ・や・さ・し・い」という食材を１日の中でまんべんなく摂るように心掛けましょうと話します。

ま……豆類
ご……ごま、くるみ、松の実、栗、ぎんなんなどのナッツ類
わ……わかめ、ひじき、海苔、昆布などの海藻類
や……野菜
さ……魚類
し……しいたけ、えのき、エリンギなどのキノコ類
い……いも類

ま・ご・わ・や・さ・し・い

バランスの良い食事

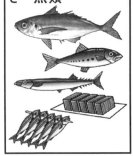

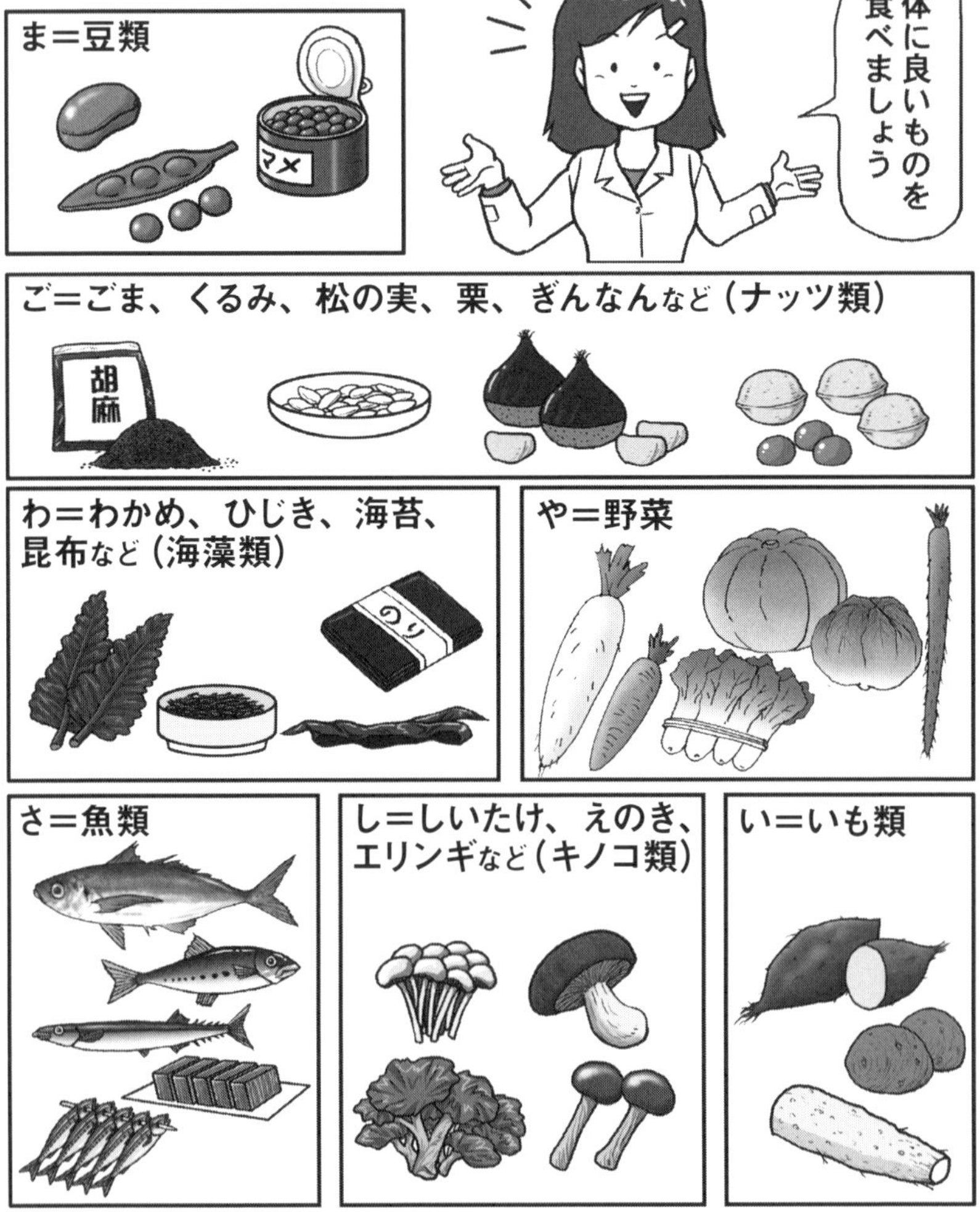

これらを1日3食の中でバランス良く摂っていくことをお勧めします。最初は「えー、そんなの無理ですよ～」と言っていた社員さんにも「朝食として納豆ご飯にごまを混ぜて海苔を添え、野菜やいも類とキノコ類をたっぷり入れた具だくさんの味噌汁を作るだけで『まごわや・しい』まで含まれます」「残りの『さ』の魚は昼食か夕食に焼き魚でも作ればいいですし、それが難しいならツナ缶やサバ缶などを利用してもいいし、しらすをご飯にかけても美味しくいただけますよね」「お酒を飲む人にはお刺身でもいいかな」とアドバイスします。すると、意外とできそうだなと思ってもらえて、さらなる行動変容につながるのです。

中には「料理していると、気分転換になるから良い」と話す社員さんも何人かいらっしゃいました。「料理って適度に作業的な工程があるし、手順を考えながら進めないといけないから仕事を忘れて没頭できるんですよ」と話す経営者の方もいました。

しかも、最近はスーパーに100円のごまや、カットわかめなどという、とても便利なものがあります。カットわかめは日持ちしますし、日々の食事に少しプラスするだけで、とても健康的なメニューになります。身近な素材を具体的なレシピにまで落とし込んでアドバイスすると、社員さんの心のハードルを下げられます。

「できればフルコースで」というアドバイスもしています。フルコースというのは言い過ぎかもしれませんが、「肉まんが好きだから、どうしてもお昼は肉まん1個で済ませちゃう」とか、「菓子パン1個で済ませてしまう」という方に、「もし時間があれば、メインの炭水化物のほかにサラダやスープを付けられるといいですね」と勧めます。単品にしないという意味で「食事はフルコースがお勧めですよ」と話しています。日中は忙しくて時間が取れなければ、前日の夜か朝にでも野菜を切って簡単なサラダを作っておいてもいいですね。それも無理という人は、コンビニでカットサラダを購入してもいいかもしれません。

アドバイスは具体的なものにしないと「やってもみよう」と思ってもらえないことが多いです。さらに、意外に知られていないこととして、食べるタイミングがわるいことが挙げられます。一番顕著な例としては、夜寝る前3時間以内にこってりした夕食をがっつり食べてしまうと、皆さんが思っている以上に太るという栄養メカニズムです。この食べ方は特に男性に多いような気がします。

そういう方には、例えば次のようにアドバイスをしています。

- **「食べてすぐ寝てしまえば、不要なカロリーはすべてぜい肉になってしまうのですよ」**
- **「食べるタイミングを少し変えてみては？」**
- **「朝ご飯と夕ご飯を逆にするとやせますよ」**

このようなアドバイスで体重が10キロも減少した人もいます。それくらい、食べてすぐ寝るのは良くないんですよね。ただ、家族で食事する方にとっては夕食のときが家族団らんであり、会話の場となっていると思いますので、そんな方には「腹8分目でね」とアドバイスします。

そして、最後に「あまり厳密に、頑張ってやりすぎないように」と伝えています。1日3食を毎回自炊しなければと思うと、気持ちに負担がかかりますし、そのストレスの反動で食べ過ぎてしまうこともあります。ですから、「時にはコンビニのご飯を利用するように」と話します。最近のコンビニは本当に便利です。さらに栄養バランスやその一品のカロリーを表示している商品も増えました。そのままドレッシングをかけたら、すぐに食べられる、先述したビニール袋に入ったカット野菜や、少々高価ですが低カロリーで腹持ちするサラダチキンなどの食材を売っています。また、コンビニによっては糖質を制限したパンまで売られていて、簡単に糖質制限ダイエットもできてしまうのです。自炊をしながら仕事して、ちょっと疲れてしまったら時にはコンビニご飯をうまく組み合わせ、手抜きしつつも食事に注意を払えるといいのではないでしょうか。

また、いつも「新鮮な野菜を食べなければ」と思うとなかなか大変なので、冷凍野菜や缶詰のホワイトアスパラやコーンなどを利用する手もあります。特に一人暮らしの方ですと、野菜を買ってきても使いきれずに腐らせてしまうことがあるでしょう。例えば、キャベツやニンジン、ピーマンなどを丸ごと保存するのではなく、カットした野菜をいくつかのパックに分けて冷蔵しておくと、夏場でも少し長持ちします。それに卵や肉などを加えてごま油で炒め物を作ってカップ麺に載せたり、あるいはコンソメを湯で溶かした即席スープに入れたりすれば野菜スープの完成です。

これも難しいようなら「カップ麺の汁は残すようにしましょう」とか、「いつも好んで食べているカップ麺のカロリー表示を見て、カロリーと塩分を確認してみましょう」とお話しします。「意外とカロリーだけでなく、塩分が多いぞ」とか、「これが毎日続くと身体にわるそうだぞ」とわかってもらうのが第一歩だと思っています。

これまで、食事へのアドバイスを述べてきましたが、この章や運動の章でお話しすることについて普遍的に言えるのは、「まずは自分の生活を数値化して見える化をしよう」ということです。数値化して意識しなくても自分の目で見える形にしないと、なかなか行動変容までは行かないですね。数値化して「まずいぞ」とか、「うまく行っているな」という実感をもつことができれば、人は行動を変えようと思います。そして行動が変わったらそれを習慣化できる仕組み作りが大切です。

3-2 コロナ禍でも受診していますか？ 治療を中断してはいませんか？

新型コロナウイルス感染を恐れ、不安に思うあまりに、今までの病気を放置していませんか？

治療の中断はとても危険なことで、もっと重大な病気を引き起こすかもしれません。

通院方法も含めて、まずはかかりつけ医、主治医に相談してください。

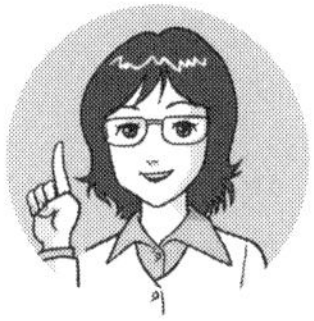

新型コロナウイルス（以下、コロナ）の流行によって働き方やライフスタイルが変化し、治療を中断している人がいます。コロナ感染を恐れて病院受診を控えたことで、服薬を中断したり医師との相談をしなくなったりしていませんか。そうであれば、時には病状の悪化に拍車をかける可能性が高い危険な状態だと思います。

ある段階で再度受診したり、定期健診を再度受けたりするようになった人は危険を脱したといえましょう。病状悪化が発覚して治療を強化されるなど、治療を再開できたからです。医療職として「ひどいな、気の毒だな」と思うのは、コロナの流行をきっかけに完全に内服加療をやめてしまった方です。おそらくご本人は軽い気持ちのことが多く、「オフィスの近くの定期的に通院していたクリ

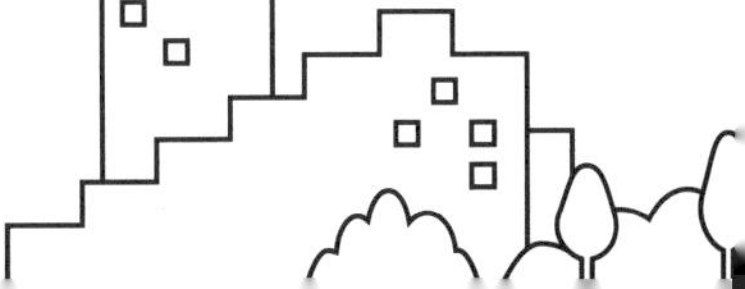

ニックに立ち寄ることがなくなったから」とか、「コロナに感染するのが怖いから」『外出を控えるように』と注意しているのをテレビで見たから」など理由はさまざまですが、1年遅れの今年の定期健診時に病状悪化が発覚するかもしれません。場合によっては大事に至ってしまう方がいるかもしれないのです。大事に至るというのはほかの重症な病気を発症して入院してしまったり、緊急手術になってしまったりすることもあるということです。

特に糖尿病や高血圧、脂質異常症などの生活習慣病の方は、ちょっと数値がわるいくらいでは自覚症状がはっきり出ないことが多く、そうであれば「ちょっとくらい病院に行かなくても大丈夫かな」と思ってしまうのかもしれません。しかし、実際にはちょっとくらい大丈夫かなと思って、ほんの数ヵ月、受診しなかっただけで、坂を転がるように悪化した方が少なからずいました。

内科医としてのあるある話ですが、糖尿病で食事療法と運動療法を受けていて1ヵ月の血糖の平均値が治療の指標となっているHbA1c 6.5～7%を維持していた患者さんがリモート勤務となり、在宅で全く運動もせずにパソコンの前で8時から22時まで働いていて、数ヵ月が経過しました。そして、しばらくぶりに受診してみたら、なんとHbA1c 10%と血糖コントロールが不良になっていたということがありました。実は、HbA1c 8%を超えると、コロナが重症化するといわれています。久しぶりに受診された社員さんの場合は、ご本人は「ダイエットした覚えがないのに体重が6キロも減っていたため、おかしい」ということでした。そして血液検査と尿検査をしたところ異常が発覚したのです。医師として、なんともいえないつらい気持ちになりました。

定期的に通院している方が、受診期間を空けてしまったり、薬を自己中断したり、その間に著しくライフスタイルに変化があったりしますと、病状が悪化してしまうことがあります。

アドバイス

これまで、かかりつけ医で投薬治療を続けていた方は、やはり、定期的に受診するということを継続しましょう。緊急事態宣言下のような有事のときでも、少なくともいつも内服しているような薬を飲むことは継続したほうがいいでしょう。当然、主治医の指示を仰ぎながらですが、ある種の病気や病状によっては、薬をきちんと飲むことが命綱になっていると言っても過言ではないからです。

服薬や検査、医療に対する意識が、医療職と患者さんとでは大きく違うと感じますし、緊急事態宣言下のような状況になると、さらに一層、その意識の差が広がり、場合によっては将来の患者さんの健康を大きく分ける可能性すらあると感じました。

「コロナに感染してしまうことが怖くて仕方がない。心配だ。不安だ」という方には、「思い切って受診していた病院やクリニックに電話して、現在の医療機関におけるコロナの感染状況や感染対策などを聞いてみたらいいのでは」と提案しています。

2020年に比べて現在は、大学病院や地域の総合病院ではなくとも、ちまたのクリニックでも、発熱患者や何らかの感染症が疑われる患者は一般の患者さんから隔離して、診察を受けることができるようになっています。時間帯で区切るのか、場所で区切るのかは、医療機関によってそれぞれですが、隔離という考え方は以前より一層浸透してきていると思います。

そして、不安な気持ちがあるのならば、それを正直に電話で主治医に伝えて、コロナの流行の状況によっては電話診察やオンライン診察に切り替えてもらうのも一つの方法かもしれません。医療を受ける必要のある方々が医療機関と全く縁が切れてしまうということが、一番良くない事態を招くと思っています。もちろん健康保険への申告があるので、なんでもかんでも電話診察やオンライン診察にはできないのですが、そこは主治医と相談のうえで進めていけばよいと思います。自己判断だけで受診を控えてしまうのは少し危険だと考えています。

3-3 主治医や精神科の先生とどのように付き合っていますか？

社員さんが、主治医や精神科の先生に、自分の症状や生活・仕事上で困っていることを伝え切れていないことが意外と多いようです。私がそんな社員さんには困り事を客観的に数値化して、具体的に主治医に伝えるように話しています。

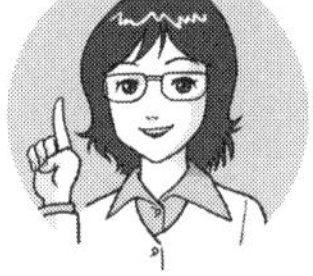

コロナの流行の前も後も、メンタル不調を訴える社員さんと産業医面談をしています。その前後で比べると、今までの私の顧問先企業でも、新たに顧問を務めることになった企業でも、コロナ流行後のほうが明らかにメンタル不調者や体調不良者が増えて、人事担当者や管理職からも相談が増えてきました。私の産業医面談のスタイルとして、多くの場合、一般の外来の診察よりも長く時間を取るように心掛けています。

診察もしくは、産業医として社員さんの話を聞いていると、「以前よりは眠れるようになったけれど、まだ寝つきが悪くて、布団に入ってから1～2時間は眠れないんです」という声や「休職中なのに、毎週日曜日の夜になると、『明日は仕事に行かないといけない』と考えてしまい、眠れないんです」などという声を耳にします。「食欲が完全には戻っていなくて、頑張って食べている感じです。なので美味しくはないです」といった声も聞きます。

ほかにも、精神科に通院している社員さんの、「主治医の先生に薬を処方してもらっているけれど、依存が怖くて、実は飲んでいないんです」とか、「今よりメンタルが落ちていたときにはわからなかったけれど、最近会社の先輩とのやり取りやクライアントとの打ち合わせがプレッシャーになっていたんです」という話を聞くことがあります。本当に皆さんは産業医に、体調のことや、自分の今抱えている悩みや思いなどを、詳細にいろいろとよく話してくれます。もちろん中には患者さんの話を詳細に聴いてくれる主治医もいます。

最近はこれらの話を一通り聞いたあとに、「今のお話は主治医の先生にもされていますか？」と必ず確認しています。それは産業医としての肌感覚なのですが、だいたい8割近くの人が睡眠や服薬の状況、食欲や自分の気持ちについてなど、本人が実は困っていることなどを主治医の先生には正確に話していないのです。私は当初、「これらのことを主治医に詳細に話しているに違いない」と勝手に思い込んでいました。私自身も医療者ですので、患者さんの現在の睡眠や、食欲、服薬の状況、仕事への意欲などは当然、治療経過を診ていくうえで必要なこととして、病状がどの段階にあってもお聞きするからです。なので「産業医に話してくれるくらいだから、主治医にはきっともっと話しているに違いない」と思い込んでいたのです。私自身の潜在意識の中でそれは「当たり前のことだ」と認識していました。ところが、何人も、いや何百人、何千人の人たちと産業医面談を繰り返していく中で、「主治医に自分の病状や体調を詳細に伝え切れている人が実は少ない」ということに気づきました。

それは、メンタル不調の社員さんがわるいわけでもなく、当然、主治医が悪いわけでもないことにも同時に気づきました。まず患者の立場として考えると、社員さんはメンタル不調期には話す気力もない状態です。しかし、病状が少し良くなってくると、「前より良くなりました」と主治医に話します。経過についてそれほど細かく話していなかったということになるわけです。主治医の先生にしても多くの患者さんを診察していく中で、決して手を抜いているわけではなく、ポイントを絞ったクローズドクエスチョンを繰り返してしまうこともあるようです。その質問に乗って答えていく社員さんは、結果として「話せなかった」ということになるようです。

アドバイス

私の場合、産業医面談の中で原則的には毎回、左記のことを確認します。

- **睡眠状況について、「何時から何時まで寝ているか」という具体的な睡眠時間や、中途覚醒・早朝覚醒はあるかないか、起床時の熟睡感はあるかないか、起床時に残っている疲労はあるかないかなど。**
- **食事について、食欲はあるか、1日の食事摂取の状況、実際に食べた食事の内容と摂取量、食べる時間帯など。**

・飲酒しているかどうか、酒量はどのくらいか。
・仕事への意欲があるかないか。メンタルが軽快していたら、今後の仕事の仕方や、働きたい部署など。
・日中の活動について、具体的に何をしているか、家事、読書、動画を見るなどをしているかどうかなど。
・散歩や外出をしているかどうか、している場合、その頻度など。
・服薬状況はどうか。なるべくお薬手帳を見せてもらいながら話します。
・現在の治療状況、主治医になんと言われているかなど。

そして、最後に、「これは主治医の先生にも話していますか？」と確認して、話していないようであれば、次の外来時に、特に問題になりそうな部分、例えば冒頭に述べたような「睡眠時間は確保できているが、寝つきがわるい」とか、「薬を飲んでいなかった」とかという部分をきちんと主治医にお話しするように説明します。このときに社員さんは、びっくりした顔をして、「そんなことは問題だと思いませんでした」と言われることもあります。そのようなときには「あなたには問題に思えないかもしれないけれど、睡眠や食事、意欲は治療経過を見ていくうえで結構重要な事項なので、それらがうまくいっていないときには、そのことを主治医により具体的に伝えたほうがいいですよ」と話します。

これと同様に、休職していなくても、例えば、うつ病だと診断されて治療中の方に、職場で著しい躁症状が出てきているということがわかったときには、産業医として主治医に職場での状況を説明した情報提供書を作成してお送りしています。主治医は、多くの医療機関で月1回5～15分ほどの診療時間で診察し治療をしているようです。どんなに熟練した医師であっても、その限られた時間で患者さんの病状のすべてを判断するには限界があるでしょう。もちろんこれは単純に医師のスキルということで片付けられる話ではありません。診察だけでは足りない部分の情報を、場合によっては産業医が主治医に提供することが非常に重要だと思います。最終的には社員さんご本人がより良く生活でき、働けることが重要なのですから、主治医と産業医が互いに協力して、その人のためにできることをすればいいと考えています。

これは主治医の診療科が内科や精神科に限ったことではありません。例えば、月経前になると頭痛や吐き気、気持ちが落ち込むなどのＰＭＳ（月経前症候群）の症状が出てきて、つらいけれど、仕事を休んで様子を見ているだけの女性社員さんがいた場合、「きちんと婦人科を受診するように」あるいは「かかりつけの婦人科をもつように」とアドバイスします。その際にも、漠然と婦人科の受診を勧めるのではなく、「月経前に起こる頭痛や吐き気などの症状によって自分がどんなに困っているかを詳しく主治医に話すことが大切」と話しています。

主治医には、仕事や日常生活での様子を、本人の自覚症状と一緒に伝えます。例えば「頭痛で仕事が手につかない」「仕事に集中できない」「吐き気がして食事が摂れない」「気持ちが塞ぎ込んで、休日は１日中パジャマのままで引きこもっていた」など、「主治医に自分が困っていることを具体的に説明するように」と話します。

また、繰り返す頭痛がある社員さんには「一度、きちんと頭痛外来を受診して、自分の頭痛の出現の仕方や、いつも飲んでいる市販薬などを含めた服薬のタイミングなどについて、専門家と細かく話をするように」とお勧めすることがあります。たとえば「自分が経験した中で最も痛みが強くて動けないくらいの頭痛をレベル10とすると、最近はレベル６〜８の頭痛が週１日くらい出現していて、仕事中に困っている。でも休めない」と話せば、主治医に「これは大変」とわかってもらえると思います。

さらに、「自分が話を聞く立場になったとして、どう話されたらわかりやすいだろうという観点で話す内容を考えてみたら」とか、「数値に表して話したら」とアドバイスしています。すると、「わりときちんと主治医に話せた」と喜んでくれた社員さんがいました。

3-4 薬とMy「お薬手帳」をもっていますか？

コロナ禍で、大雨や台風などの被害などが起こった場合にはどうすればいいでしょう。

現代の日本社会は危機管理が必要な状況です。かかりつけの医療機関に行けなくなることもあります。

万が一のときのために、かかりつけの薬局で、Ｍｙ「お薬手帳」を作ってもらいます。

その中にはアレルギーなどの履歴などの情報も記載してもらいましょう。

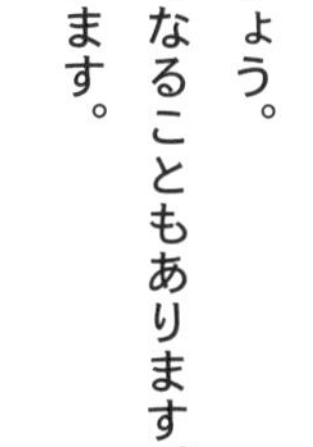

新型コロナウイルス（以下、コロナ）が流行して世間の医療機関への受診控えの様子を見て、服薬管理について考える機会が増えました。今までももちろん、医師として薬のことは考えてきたのですが、コロナの流行によって、さらに考えさせられました。もともと私は産業医になる前から内科医でしたので、「薬（中でも常用薬）は病気の命綱になっている」と思っていました。ところが、コロナの流行で患者さんはいとも簡単に、「自覚症状はないし、何よりコロナに感染してしまうのが怖いから」と全く受診しなくなり、病院に連絡も入れず、薬をもらいにも行かない人が出て来ています。私は正直、ショックに近い気持ちになりました。

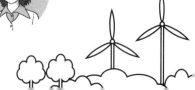

「薬を飲んでいないと胸焼けがして、気持ち悪い」「痛くて痛くて眠れない」というようなはっきりとした自覚症状があり、日常生活に支障が出てしまうと、皆さんは「なんとかして薬を手に入れよう」とするのですが、そんなにつらい思いがなくなると、「薬はあってもなくてもいいのではないか」と考えてしまうのでしょうか。

私が顧問をしている企業の社員さんの中に、慢性的な肝臓病で、3ヵ月に1回は片道2時間くらいかけて大学病院に行き、肝臓を保護するような薬を処方してもらいに受診している方がいました。ところが、その方はコロナの流行によって通院ができなくなり、そのうちに仕事が忙しくなってしまいました。それで手持ちの薬がなくなっても、薬のことをすっかり忘れてしまい、薬を飲まずに過ごしていたところ、「半年後に急激にだるくなり、さらに全身がかゆくなって黄疸が出てきて緊急入院になった」ということです。

「その方はどんな薬を飲んでいたのだろうか」と思い、産業医面談をしてその処方内容を確認すると、近隣のクリニックでも処方できる一般的な薬だったのです。その方は、お薬手帳を持っていませんでした。長期的な病気への対応や、ある程度詳細な検査などは大学病院や総合病院でその対応や検査を受けて、そのうえでかかりつけ医の判断を仰ぐという必要がありますが、今回のケースは有事の事態でしたから、かかりつけ医でなくとも事情を説明して、自宅近くのクリニックで同じ薬を処方してもらって服薬を続けるという方法もあったのではないかと思います。

緊急入院という事態になってしまうなど病状が悪化してしまってからでは、対応がなかなか難しいこともあります。時間は取り戻せないですよね。

アドバイス

有事のときや、自分の緊急事態のときのために「お薬手帳」を作っておくと、行きつけの病院を受診しなくても、近くのクリニックで事情を説明すれば、一時的にその病院でいつも出してもらっていた薬を処方してもらうことができることが多いです。ですから、ご自身の飲んでいる薬の情報を、共有できるようにしておいてください。私は社員さんや患者さんに『お薬手帳』を作ってくださいとお願いしています。「お薬手帳」には、左記のようないろいろな情報が盛り込まれています。

- **薬を処方した病院名**
- **薬を処方した医師名、その医師の所属する診療科名**
- **薬を処方した日付け**
- **処方した薬の名前**
- **服薬方法（1日に飲む回数、1回に飲む量など）**
- **何日間分の薬を処方しているか？**

これらは、結構大切な情報だと思いませんか？ 医療者から見ると非常に有効な情報が盛り込まれています。患者さん自身にとっても、「病院名、医師名、処方された日付」などがわかるので、何かあったら、そのお薬手帳にある医療機関に直接問い合わせができる情報です。この3点がわかれば、よほど古い情報でもない限り、同じ病院でカルテをたどることができるため、処方した医師がいなくても、医療者であればそのときの診察の情報を得ることもできます。さらに気の利いた「お薬手帳」には過去の薬剤アレルギーなども記載してあり、とても必要な情報が瞬時にわかる優れものなのです。

　万が一、薬剤アレルギーが出てしまったときには、主治医にそのアレルギーの原因となった薬の名前を必ずMy「お薬手帳」に書き込んでもらいましょう。

　今回のようなコロナ流行時だけでなく、自分が夜間・休日に、病気になったり、怪我をしたり、事故にあったりして、救急外来を受診しなければならなくなってしまったとき、必ずしもかかりつ

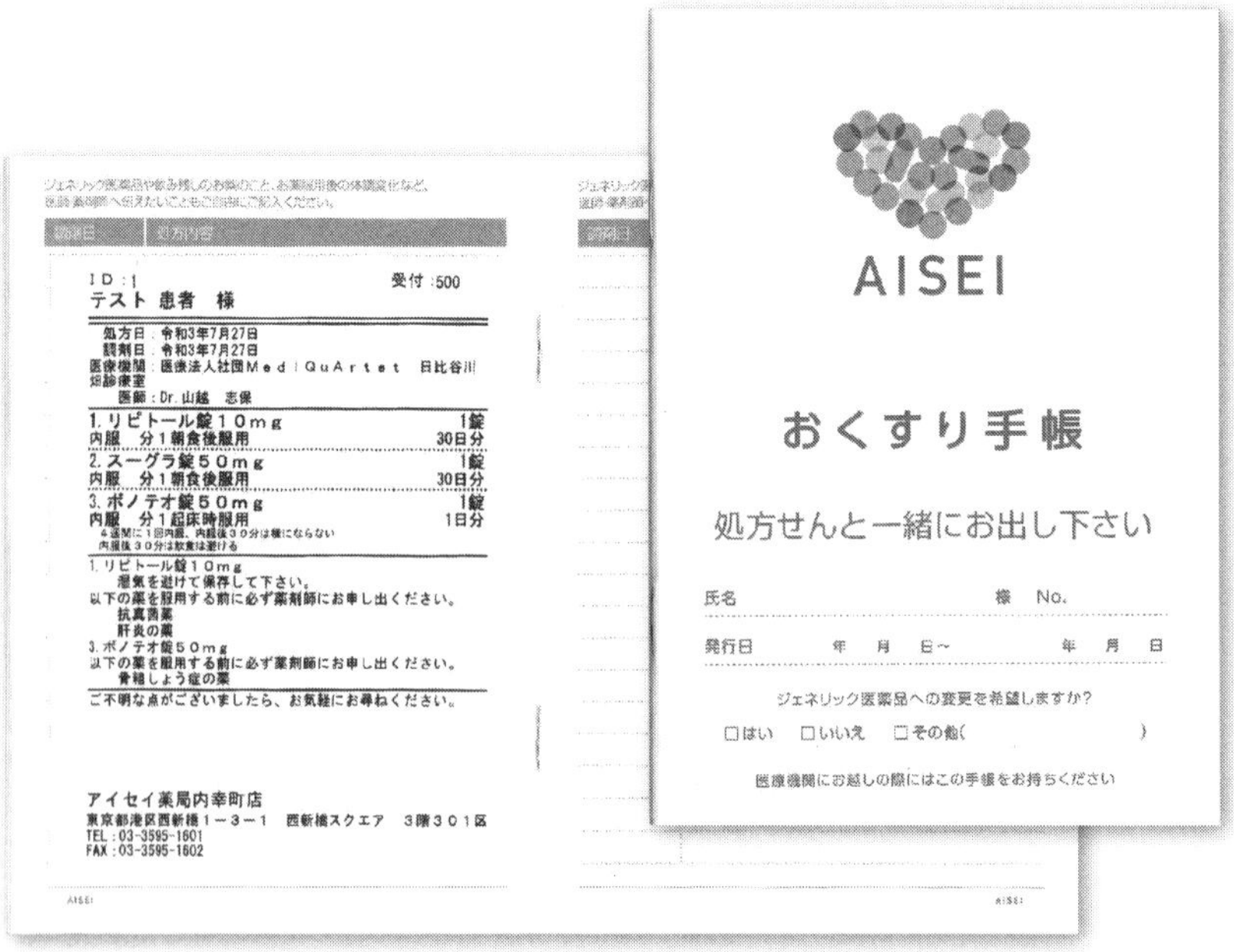

ID：1
受付：500
テスト 患者　様
処方日：令和3年7月27日
調剤日：令和3年7月27日
医療機関：医療法人社団MediQuArtet　日比谷川
医師：Dr. 山越　志保
1. リピトール錠10mg　1錠
内服　分1朝食後服用　30日分
2. スーグラ錠50mg　1錠
内服　分1朝食後服用　30日分
3. ボノテオ錠50mg　1錠
内服　分1起床時服用　1日分
1. リピトール錠10mg
湿気を避けて保存して下さい。
以下の薬を服用する前に必ず薬剤師にお申し出ください。
抗真菌薬
肝炎の薬
3. ボノテオ錠50mg
以下の薬を服用する前に必ず薬剤師にお申し出ください。
骨粗しょう症の薬
ご不明な点がございましたら、お気軽にお尋ねください。
アイセイ薬局内幸町店
東京都港区西新橋1－3－1　西新橋スクエア　3階301区
TEL：03-3595-1601
FAX：03-3595-1602
AISEI
おくすり手帳
処方せんと一緒にお出し下さい
氏名　様　No.
発行日　年　月　日～　年　月　日
ジェネリック医薬品への変更を希望しますか？
□はい　□いいえ　□その他（　）
医療機関にお越しの際にはこの手帳をお持ちください

提供：アイセイ薬局（2021年7月現在）

け医を受診できるとは限りません。こんなときに「お薬手帳」があれば、救急外来で診察医にそれを見せることで、服薬履歴は一目瞭然です。

もう一つ、社員さんや患者さんに「眼科や内科、心療内科など別の診療科を受診していたり薬局を何軒か使っていても、それらを全部1冊の手帳にまとめてくださいね」とお願いしています。診療科ごとに「お薬手帳」を分けずに、それぞれの科で何を内服しているのかがわかるようにしておいてほしいのです。他の医療機関の医師に、本人がどのような薬を服用しているかを知ってもらうという横の連携も大事だからです。

そして、「お薬手帳」には、毎回診察・処方の際にもらう薬の記載されたシールを貼るのですが、時系列で貼っていく方法がお勧めです。

お薬手帳が果たした役割が大きかったことがあります。わたしは、内科外来で50代のある男性を診察していました。その方が「先日、お薬手帳で本当に助けられました」と話したのです。

その話は患者さんご自身の体験というより、ご高齢のお母様のことについての体験談でした。お母様はがんで闘病中でだったのですが、小康状態になったので、息子さんの自宅に遊びに来ていたそうです。ところが、お母様が、真夜中に一時的に意識が混濁してしまいました。

息子さんは慌てて救急車を呼び、息子さんの自宅近くの三次救急病院にお母様は搬送されたそうです。対応したのは救急担当の医師で、当然ながら、その病院もお母様の通院中の病院ではないです。その医師は、お母様のがんの治療状況がわからず困ってしまいましたが、そのとき、息子さんが、お母様はお薬手帳を肌身離さずに持っていたのを思い出し、それを医師に見せました。

救急担当の先生が「よかった、これで、当面の治療方針が決められる」と喜び、息子さんに感謝したそうです。患者さんである息子さんは、その時のドクターの反応を見て、そのお薬手帳の重要性に気づいたと言います。それ以降、必ず、自分のお薬手帳を作り、必ず病院受診の際にも持ってくるようになりました。

今はスマホのアプリに「お薬手帳」を入れられる薬局があって、便利だなと思っています。最近のビジネスパーソン世代、いわゆる10代後半から60代の方は、かなりの確率でスマホを持っているので、スマホのお薬アプリでどんな薬を飲んでいるかを確認できるようになってきました。

さらに自分の「かかりつけ薬局」の中に「かかりつけ薬剤師さん」がいるといいですね。薬剤師さんからは医師とは違う視点で、薬のことを詳しく聞けますし、飲み合わせを確認してくれることもあります。「お医者さんには聞きづらいけど、薬剤師さんになら聞きやすい」と思う方もいるかもしれません。

そして、さらにもう一つ、私は常々、内服治療中の患者さんや社員さんに「手元に1週間分くらいのお薬が残っているうちに病院を受診してくださいね」とお願いしています。これは、東日本大震災のときの教訓があるからです。あのときに被災者の方々が困ったのが、薬がなくなったということでした。「降圧剤がなくなって、一時的に血圧が上がった」という話も聞きました。製薬メーカーなどが緊急対応して薬を送ったそうですが、インフラが整うまでにはやはり1週間くらいかかってしまうものです。

このため、普段から「薬がなくなったタイミングで受診」ではなくて、余裕をもって受診することをお勧めします。もし手元に薬が余り過ぎてきたら、それを率直に主治医に話して、薬の処方日数を調整してもらえばいいと思います。

3-5 定期健診やがん検診を毎年、受けていますか？

コロナ流行後も年1回、身体のメンテナンスとして、定期健診、がん検診を受けていますか？欠かさずに毎年受けて、健診データを自分で保存管理しておきましょう。そして、年齢を重ねてきたら、オプション検査も付加しましょう。

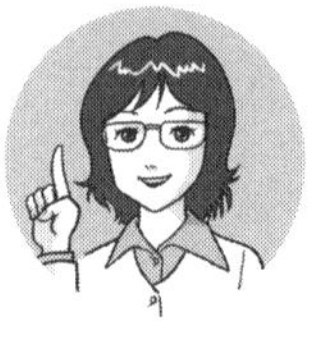

2020年5月に厚生労働省の発令により、新型コロナウイルス（以下、コロナ）の感染拡大防止の一時的措置として、定期健診の実施を延期してもよいことになりました。これに伴い、この時期は顧問先からも「定期健診の実施時期を延期します」という知らせや問い合わせがありました。

コロナ流行前は私自身も、担当する企業で労働安全衛生法第66条に基づいて、会社事業者に課せられた義務として、社員さん全員に年1回定期健診を受けていただくように、毎月出席している衛生委員会で周知徹底していましたし、定期健診の結果については、産業医として従業員全員のものに目を通しています。そして現在の業務を継続することは健康上に支障がないかどうか、安全に働くことができるかどうか、働くことによって病気が悪化しないかどうかなどの就業という観点で、その定期健診の結果を判定していました。

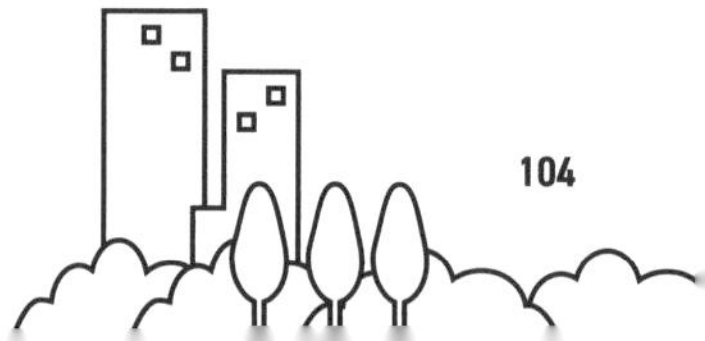

過去には、産業医として選任された初めての年の定期健診受診率が、13％というベンチャー企業がありました。このベンチャー企業の社長さんには「これでは法令遵守できていないですよ」と強く迫りました。さすがに、その社長はまずいと思われたのか、すぐに全社会議を行って定期健診を受診するように全社員に発信されたので、３ヵ月後には定期健診受診率１００％となりました。これには「やればできるじゃん」と産業医として内心驚きました。

ほかにも、例えば「上の血圧（収縮期血圧）が１８０と著しく高いままであれば、病院に行くように」と本人に促し、必要に応じて産業医面談を行って、「血圧をコントロールできるまでは時間外労働や出張を制限するように」と、本人だけでなく会社や上司にアドバイスしました。

以上のケースのように、産業医としては、企業で従業員に定期健診を受けてもらう機会を非常に大切にしていました。

ところが、２０２０年５月の緊急事態宣言発令により、定期健診を受けなくていいということではなかったのですが、延期してもよいということになり、昨年の秋になって春に健診を受けられなかった方々が一斉に受けようとして、健診の予約が取りづらくなりました。そのため、「昨年１年間は定期健診や婦人科検診、がん検診をスキップしてしまった」という社員さんが少なからずおられました。

医療職ではないもののヘルスリテラシーのある程度は高い友人・知人たちの中にも、そのような人が見受けられました。それだけではなく、それまでは定期的に受けていた消化管内視鏡検査や、がん検診、婦人科検診などもスキップしてしまい、そのままになっているという方もいました。先述した受診控えと同じく、何か特に困った症状がない場合には、こうも簡単に定期健診をも控えてしまうのだなと思いました。

アドバイス

私が産業医を務めている企業の方々には「多少遅れても年1回は定期健診と、がん検診、婦人科検診を受けるように」と、改めて強く指導しました。社員さんに年1回は定期健診を受けていただくということは会社の義務ですし、何より社員さんにとって定期健診は自分が健康で働けるかどうかの指標となる検査の一部であるため、「受けるように」と事あるごとに言い続けました。それでも、コロナ感染を恐れるあまりに、健診機関に行くことに抵抗を示す方もいました。そのような社員さんには「定期健診と通常の患者さんを診察するブースは分かれていることが多いです。また、健診センターといって主に健診だけを行っている施設もあります。そのような健診センターには発熱患者さんや体調不良の人は来ないですよ」と説明しました。「そうであっても、そのような医療の香りが少しでもするような機関には行きたくない」と言う社員さんがいて、このことからもコロナの情報の流し方に疑問を覚えました。

私はそのようにコロナを怖がる社員さんたちには「心配なら定期健診を行っている病院や施設に直接電話して、どのように感染症対策を行っているかを確認したらどうですか？ やみくもにコロナを怖がり、不安になるあまりに自分の病気を見落としたり、病気の発見が遅れたりするのもいかがなものかと思いますよ。それがもし進行がんだとしたら結構、怖いと思います」と説得しました。

実際に、このような声掛けによって、例年より少し遅れてでしたが、定期健診を受診して、糖尿病の悪化が発覚した男性社員さんがいらっしゃいました。もともと、BMI32とかなり体格のよいその男性社員さんは実家が精肉店ということもあり、20代前半で糖尿病と診断され、内服薬の治療開始となりました。コロナ流行前は薬2剤を飲みながら、HbA1cは7％台と安定して経過していました。ところが、今回の定期健診で空腹時血糖が385mg/dl、HbA1cは11％と明らかに悪化していました。すぐに産業医面談を行って本人にお話を聞くと、「2020年3月から糖尿病外来を通院しなくなってしまった。薬も飲んでいない」とおっしゃいました。

本人に「明日にでもかかりつけ医の病院に行くように」と指導して、「HbA1cが8％を下回るまでは原則的に在宅勤務として、マスク着用、手洗いなどを徹底するように」と指示しました。

このほかにも「定期健診の項目はチェックしていますか？」という声掛けをしています。定期健診というのは、労働安全衛生法にある法定項目に基づいて実施すべき項目が決まっているのです。この法定項目というのは、必ずしも現代の医学的な根拠にのみ基づいて決まっているわけではありません。内科医としては「年代や性別によっては法定項目にプラスして行った方がよい項目がある」

と個人的に思っています。会社によってはオプションとして提案している項目があり、自治体によっては無料もしくは数千円の負担で受けられる項目もあります。「そのような制度は積極的に利用したいですね。どのような項目をセレクトすればいいかわからない場合には、かかりつけ医に相談してみるのもいいかもしれません」とアドバイスしています。

そして最後に、「毎年、定期健診やがん検診を受けたら、受けっぱなしではなくて、PDF化して保存管理しておきましょう」と言いたいです。実は、毎年の健診の結果はあなたの大切な“身体の履歴“なんです。病気になったとき、過去のどの地点からデータが悪かったのかを振り返るうえで大切な資料となります。自分ですべてを解読できなくとも、病気になった時点で、主治医にこれまでのデータとして過去数年分の定期健診やがん検診の結果を持参するだけで、主治医は参考にはなるはずです。また、定期健診やがん検診の結果の見方が全くもってわからなければ、これも、かかりつけ医に相談して、教えてもらうのがいいかもしれません。ぜひ、ご検討ください。

COLUMN 3

ブレイクスルー感染

ブレイクスルー感染とは、ワクチン接種したあとでもウイルス感染することをいいます。産業医であり呼吸器内科医でもある私は、ネットニュースで初めてこの言葉を目にしてからその意味を知りました。新型コロナウイルス（以下、コロナ）の流行により、突如としてこのブレイクスルー感染が取り沙汰されてきているわけですが、呼吸器内科医の私からすると、インフルエンザワクチンを接種した人でもインフルエンザウイルスに感染してしまうことを、これまでもよく経験してきましたから、この事象自体を特段に新しいものとは思いません。インフルエンザワクチンを接種するとき、接種を受ける方へ「このワクチンを打ってもインフルエンザになることはあります。でも、重症化は防いでくれるんですよ」と説明していましたが、その際にブレイクスルー感染という言葉を使うことはなく、当時のニュースにもその言葉が取り上げられることもありませんでした。

ところが今や、盛んにブレイクスルー感染と書き立てられていて、一部にはワクチン接種を拒んでいる方がいます。ワクチン接種によって不妊になるとか、遺伝子が改変されるとかということが噂されています。しかし、これらは不確実な情報が多く、誇張も入っているのではないかと私は感じています。

では、こんな不確実な情報に踊らされないためには、どうしたらよいのでしょうか？　まず大前提として、そもそも、どんなワクチンも１００％の有効性というものはないということがあります。感染症には二通りあって、一度感染したら二度と感染しない、もしくは数十年感染しない麻疹や水痘のようなものと、ワクチンは作られているもののそれを接種しても何度も感染してしまう可能性のあるインフルエンザウイルスのようなものがあるのです。何度も繰り返し感染してしまうウイルスにブレイクスルー感染が多いのが実情です。そして、医師である私は、ワクチン効果を「第一に重症化阻止効果、次に発症阻止効果、そして感染阻止効果」という順に考えています。つまり、誤解を怖れず端的に言ってしまうと、「たとえコロナに感染しても重症化しなければいい」ということでしょうか。私は重症化阻止効果を非常に重要と考えますので、コロナのニュースを見るときには感染者数だけでなく、重症化率や死亡率などのデータを同時に見ていただけるといいと思います。

アメリカのCDC（Centers for Disease Control and Prevention：アメリカ疾病予防管理センター）によるデータ解析の報告には、新型コロナワクチン（以下、コロナワクチン）接種後のブレイクスルー感染によって亡くなる可能性は0・001％未満とあります。また、コロナワクチンを接種することでデルタ株に対しても重症化阻止効果は90％と報告されています。

私自身も実は、コロナワクチンがいよいよ日本でも医療従事者を中心に接種開始となったころからは変わりましたが、ワクチンが開発されたばかりのころは内心「まだ海のものとも山のものともわからないようなワクチン、正直打ちたくないな」と思っていたことがありました。

インフルエンザワクチンには長い年月を経たうえでのエビデンスや安全性がありますが、それに比べると、「このニュータイプのワクチンはいかがなものか」と考えていたのです。「ファイザーやモデルナの新型コロナウイルスワクチンの発症予防効果は94～95％と驚異的に高い」という海外の報告を見て、頭ではそのワクチンを認めながらも、感情面で「万が一、まだよくわかっていないワクチンの副作用で死んだらいやだな」などと非科学的だと笑われてしまうかもしれませんが思っていました。ただし、今の自分の置かれた立場を考えると、「万が一、私がワクチンを接種していなくて新型コロナウイルスに感染して、それをほかの方へ感染させてしまうことがあれば、それはかなり申し訳がないことだな。現状での最大限防御はしておきたい」とも思いました。そんなことを考え、「まあ、重篤な副作用が出たらいやだけど、この有事の状況であれば仕方がないか」などと葛藤しながら、私はコロナワクチンを接種しました。もちろん、このワクチンには100％の感染阻止効果はないため、ワクチン接種後も感染対策を継続しています。

しかしながら、接種から半年経った今、本当に接種しておいて良かったと思っています。皆様にも目の前の情報に踊らされることなく、その時代の最善の策を選択することが大切なのではないでしょうか。

参考文献

厚生労働省　新型コロナワクチン　Q&A

A　Statistical　Analysis of COVID-19 Breakthrough Infections and Deaths

CIDRAP　News July 30,2021: Delta as contagious as chickenpox

3-6 お酒との付き合い方はどうしていますか？

コロナ禍中も飲酒量や飲酒のタイミングを見える化して、健康に留意しながら飲みましょう。そして、飲む機会が減った方もいますが、そういう方はそれをメリットとして考えてみましょう。

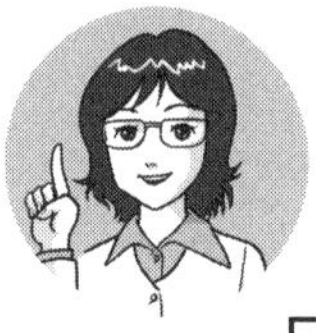

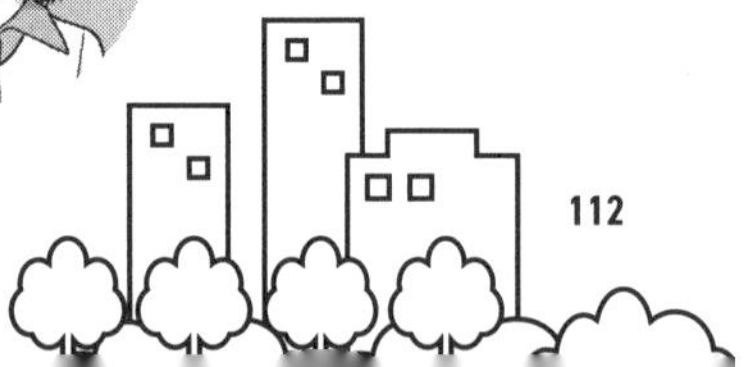

コロナが流行して、「飲酒量が増えてしまった派」の方と、外で飲む機会が減ってしまい、むしろ「飲酒量が減った派」の方と両方おられました。ケース別に原因とアドバイスをお話ししましょう。

まずは、飲酒量が増えてしまった派の方はもともとお酒が好きで、自宅にいる時間が長くなって「単純に以前より飲んでいる時間が延びた」と言われており、ついついだらだら飲みをしてしまう方のようです。こういう方はもともと自宅でアルコールを飲む習慣のあった方です。中には「ビールサーバーを購入したら、いつでも美味しい生ビールが飲めるんですよ」と嬉しそうに報告してくれる社員さんまでいました。さらに、「コロナ流行後、毎日飲むようになったら、この間の定期健診で初めてγ《ガンマ》ＧＴＰが正常値を超えちゃったよ」と言う方もいました。このような方でも週１～２日の休肝日を設定して飲んでいただければいいのですが、ついつい飲み過ぎてアルコール性肝障害を引き起こす状況になってくると問題となります。

アドバイス

飲酒量が増えた方へ

「ほどほどにしてくださいね。休肝日を設定してね～」と軽く声を掛けるようにしています。さらに、「数値化することが重要なので、飲む曜日や飲む時間帯、そして1日に飲むお酒の量を決めて、お酒を楽しみましょう。なるべく飲酒量は1日2合までにしましょう」と声を掛けています。これは、お酒を飲むタイミングや飲酒量を見える化していただくための声掛けです。

そういう観点で「お酒1合って、どれくらいの量かわかりますか？」と話すようにしています。それは、「1日に何合、アルコール飲みますか？」という質問をすると、ほぼ95%の方は答えられないからです。「何合って言われたって、缶ビール2本だよ」とか答えられます。その缶ビールが350㎖缶なのか500㎖缶なのかで飲む量としてはかなり違いますよね。

このため、左記の目安を示して「これを参考に量を把握してください」と説明しています。

日本酒　180㎖　　ワイン　1/4本

ビール　中瓶1本（500㎖）　　ウィスキー　ダブル1杯（60㎖）

お酒の量が増えた！

お酒1合の量(適量)

日本酒1杯(180ml)

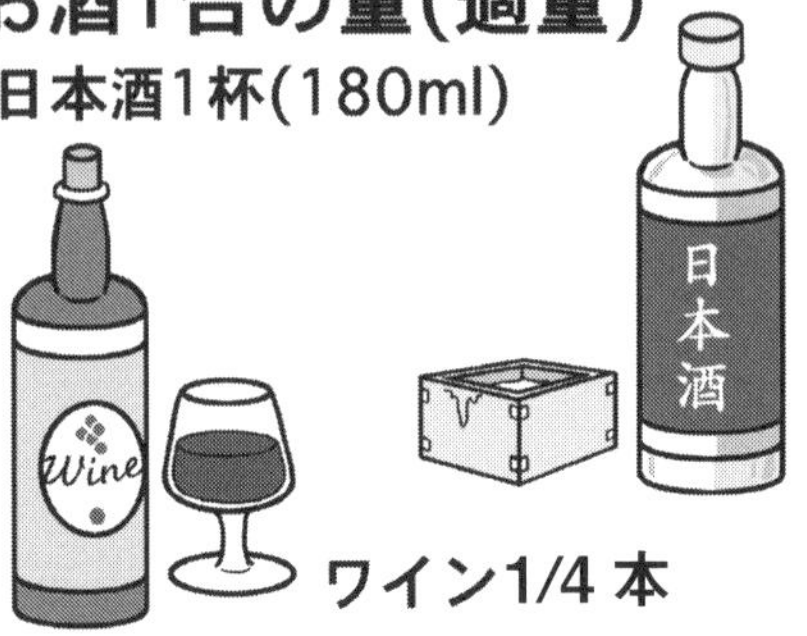

ワイン1/4 本

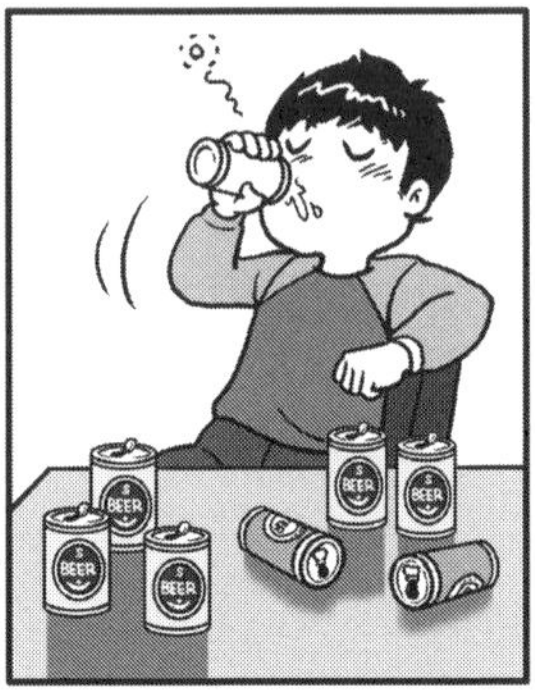

ウィスキーダブル
1杯(60ml)

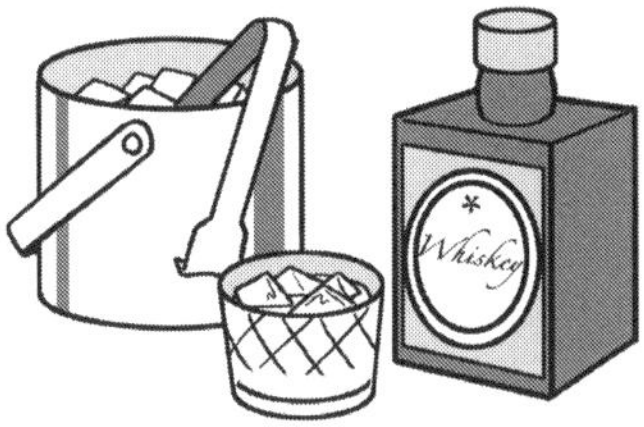

ビール中瓶(500ml)

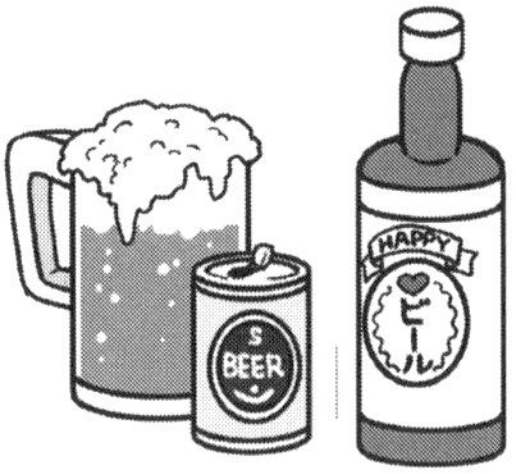

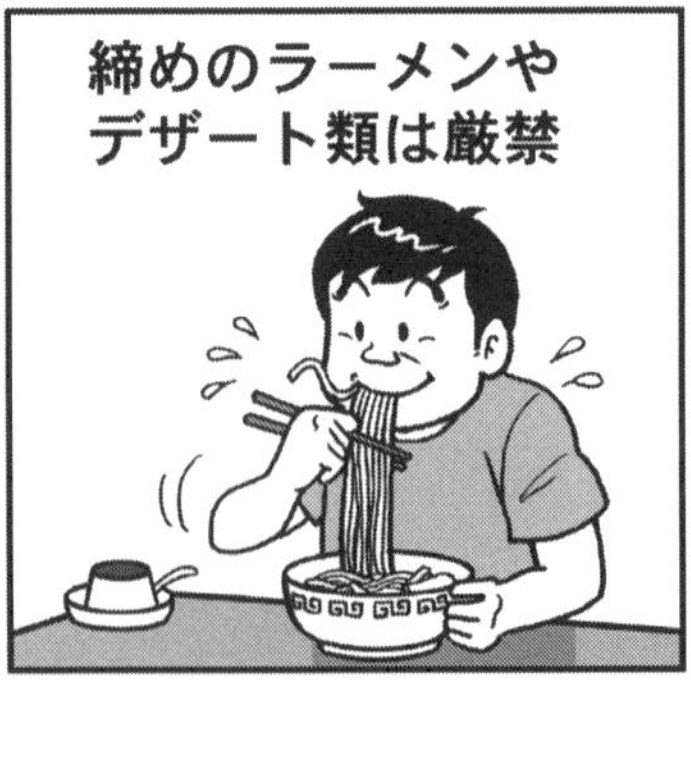
締めのラーメンや
デザート類は厳禁

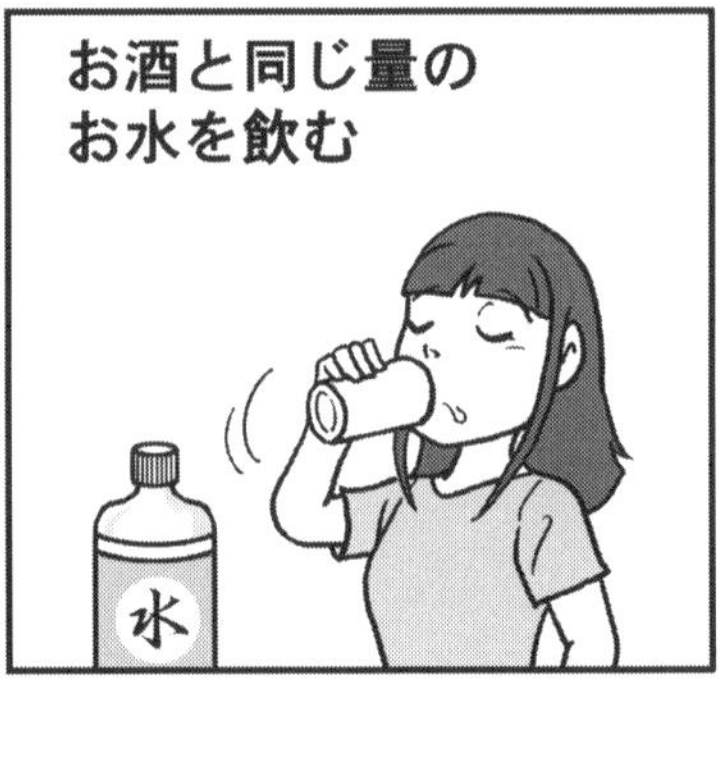
お酒と同じ量の
お水を飲む
水

そして、お酒には利尿作用があるので「お酒を飲むときには、脱水にならないように、同量の水分も一緒に飲みましょう」とアドバイスしています。さらに、「お酒を代謝するときには体内に貯蔵されているビタミンが消費されてしまうので、ナッツ類やスティック野菜などの軽いおつまみを食べながら飲むように」とお話ししています。「くれぐれも締めのラーメンやアイスクリームなどのデザート類は、カロリーオーバーになりますから摂らないようにね」とも重ねて指導しています。

この〝締めのラーメン〟などを食べる時間というのは相当遅い時間になっていることが多く、そんな時間に食べてしまったら、もう脂肪にしかならないですよね。

逆に、このような飲み方を守ることができる方には、さらに「少なくとも週1~2日は休肝日を作りましょう」と声掛けしています。立場上、それが難しいようならば「年1回の定期健診だけでは足りないので、かかりつけの病院・医院で定期的に血液検査を受けて肝機能を評価してもらうとともに、年1回は腹部超音波検査も受けるように」とお話ししています。

アドバイス

飲酒量が減った方へ

「飲酒量が減ってしまった」と言う方は主に外飲み、いわゆる仕事帰りに居酒屋で1杯とか、あるいは職種や職位上の会食や接待で外飲みをしていた社員さんに多いようです。このタイプの方はコロナ禍でむしろ飲む機会が減り、「体重が減って肝機能は良くなり、おまけに血圧も下がってきて、コロナ禍になってから体調いいんですよ」と報告してくれます。

このような社員さんには、ここぞとばかりに「ほら、お酒を控えると体調がいいでしょう」と話し、「飲酒量を減らすことにこれからも努めていきましょう」とアドバイスしていきます。この機会を良いチャンスと捉えていただき、飲酒量が減ったことによるメリットを感じていただけるように話します。一番大きいのは飲酒量が減って体重が減ったことによって肝機能が正常化したことでしょうが、そればかりでなく翌日の仕事への集中力が増したことや、睡眠の質が上がったことなど、自覚的なことに目を向けていただけるように促し、「これからも飲酒量をコントロールしながら生活していただくように」と話します。

3-7 喫煙はコロナリスク。それでもタバコを吸いますか？

タバコは万病の元であり、タバコによって寿命が10年は短くなるともいわれています。コロナ流行後、喫煙場所はますます減っていますし、タバコも値上がりしています。そして何より喫煙者はコロナにかかったときに重症化するリスクが大きくなります。いい機会ですから禁煙しましょう。

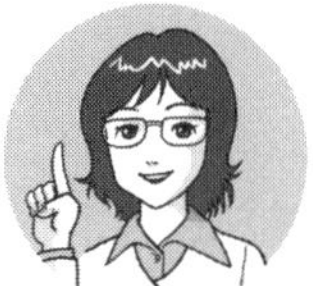

２０２０年に新型コロナウイルス（以下、コロナ）感染の一報が入ってきてから、しばらくしたころでしょうか、あの有名なコメディアンの志村けんさんのコロナ感染による訃報が報道されました。その報道では、志村さんがヘビースモーカーだったという話も伝わりました。今では、喫煙がコロナ感染症重症化のリスクになることが知られています。

１回目の緊急事態宣言発令中にビルの喫煙室のほとんどは閉鎖されました。喫煙室はもともとタバコの煙を外に出さないように作られているため、密になりやすい構造だといえます。そこでお

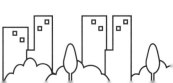

しゃべりしていたら、飛沫が飛びまくります。しかも、タバコを持った手が何度も何度も口元へ運ばれるため、コロナとの接触頻度が増えますよね。

このため、緊急宣言解除後には「一人ずつ交代で使用する」などの条件を付けた喫煙室がありました。コロナ流行前には、喫煙する多くのビジネスパーソンに「喫煙室はコミュニケーションの場である」と主張され、「実は喫煙室で情報交換や、商談、交渉事などが進むのだ」とよく言われてました。呼吸器内科医であって産業医である私としては、そのような言葉を「吸っている人にとっても、周囲の人たちにとっても、タバコは身体に有害なことをわかっているのだろうか……」と内心忸怩たる思いで聞いていました。

しかし、コロナ流行後には密を避けて一人で喫煙室に入るようになりましたので、喫煙室はコミュニケーションの場でも、業務の場でもなくなり、純然たる休憩の場にすぎなくなりました。喫煙するビジネスパーソンたちの、とても便利な「言い訳」は通用しなくなったといえます。

それでも2021年夏になり、何回かの緊急事態宣言解除後にいくつかの企業では、営業所の喫煙場所でコロナ感染者と1メートル以内の距離で一緒にタバコを吸いながら15分以上話していた社員さんが、濃厚接触者となってしまったという話を聞きました。おそらく、1回目の緊急事態宣言発令中は緊張していた人たちが、人間の心理として、年単位で緊張を持続させることが難しくなり、緊張の糸が解けてしまったことが原因だと思われます。

そもそも、コロナ流行前からわかっていたことですが、密閉構造の喫煙室といえど、人の出入りがある以上、ビル内での完全な分煙などはできないのです。社員の健康を考えて禁煙を進めていきたいのなら、建物内を全面禁煙とするしかないと考えています。

アドバイス

コロナ流行後も喫煙している方々へのアドバイスは一つです。「いい機会です。コロナの流行をきっかけに禁煙しませんか?」ということです。

このアドバイスに対して「そうですね。これまでも年々タバコの値段は上がってきていますし、喫煙場所は減ってきていて、コロナの流行によってさらに減ってきているから、いい機会かもしれない」と禁煙を決心する社員さんもいれば、逆に「コロナ流行後、外出自粛やリモートワークを求められ、映画館およびライブハウス、スポーツ観戦会場への出入りも控えることになってストレスがたまってしまっているから、せめてタバコぐらい吸いたい」という社員さんもいます。喫煙する方は、必ず「息抜きだ」とか「ストレス解消だ」とおっしゃいます。

「喫煙者は非喫煙者と比較すると10年寿命が短くなる」という報告(Doll R et al.BMJ 2004;328:1529-1533)があります。また、「子どもの受動喫煙は気管支喘息を悪化させる(日本小児科アレルギー学会誌　2021;35:152-169)といわれていますので、皆さんが体感的に不安を感じているのではないかと思いますが、喫煙者の喉頭がんや肺がんなどの発症リスクは高くなります。それ以外にも、喫煙にはさまざま健康への障害のリスクが十分にあるのです。

禁煙を試みた方がうまくいかなかった場合、私は「禁煙外来というものがありますよ」とご紹介しています。１日の喫煙本数と喫煙期間によっては、健康保険を使って３カ月間で約２万円（３割負担）の費用で、禁煙外来を受診して治療することができるのです。コロナのワクチン製薬会社の一つでもあるファイザー株式会社が、*チャンピックス®という禁煙補助薬を発売していて、「この薬を飲むと、最初の１週間はタバコを吸っていても禁煙できますよ」と話しています。チャンピックスは脳のニコチン受容体に作用してタバコをおいしいとは思わなくする薬であり、ニコチンを含んでいない薬なのでタバコを吸いながら禁煙を目指していけるところが魅力の薬です。

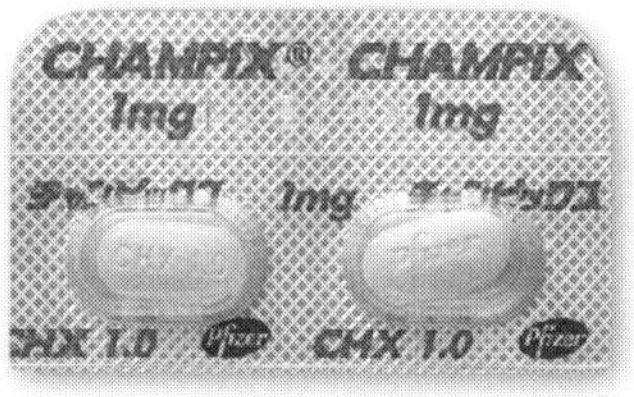

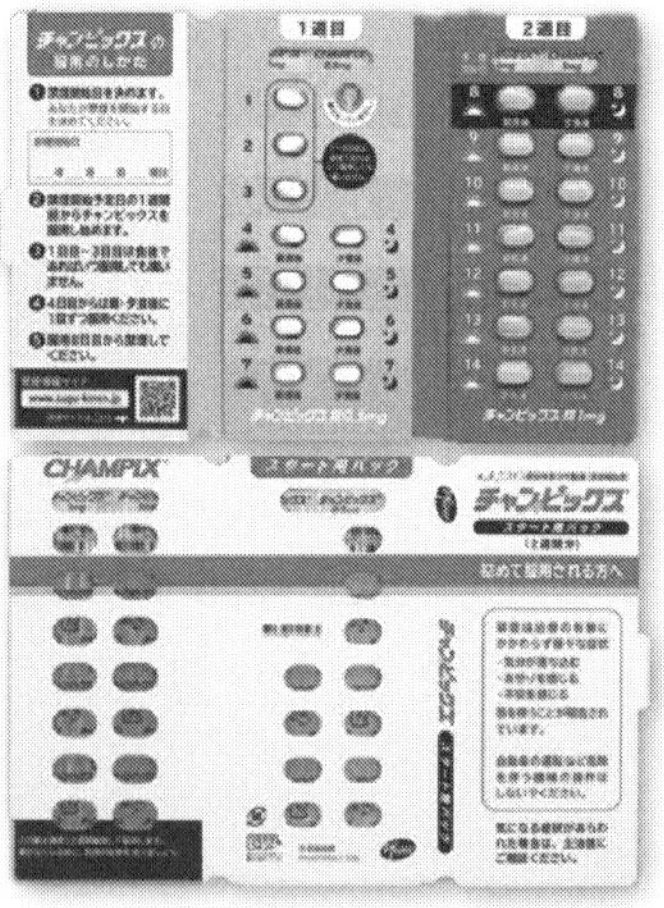

＊禁煙補助薬
成人には、第１～３日目は 0.5mg を１日１回食後に内服する。第４～７日目は 0.5mg を１日２回朝夕食後に内服する。さらに第８日以降は1mg を１日２回朝夕食後に内服する。投与期間は 12 週間。写真は1mg。
写真提供：ファイザー株式会社

今ではオンライン診療で禁煙外来を受けられるというクリニックもあります。

そして同時に、喫煙者の方には「タバコの代わりにストレス解消になりそうな習慣や行動を3つくらい見つけてみたら」と勧めています。例えば『『ブラックコーヒーを飲む』『ミントのガムをかむ』『軽くジョギングをする』などというほかの楽しみを見つけて、ストレス解消への代替行動を起こしながら、禁煙外来に通ってみてはどうですか」と提案しています。さらに中国武漢市の新型コロナウイルス感染症患者1099名の分析データでは、「喫煙していると、コロナに感染した際に1.7倍重症化しやすくなるリスクや、死亡のリスクが3倍以上になると報告されていますよ」と話しています。

禁煙外来を担当する医師が患者さんを診ていて「禁煙を目指している人がくじけそうになる原因は、喫煙仲間が禁煙を邪魔してくることではないか」と感じるそうです。禁煙中の社員さんの顔に向かって、「禁煙しているんだってね」と言いながらタバコの煙を吹きかける元喫煙仲間がいるそうです。さらに最大のトラップは会食や飲み会であり、そのような場面ではいつも気が緩んでタバコを吸ってしまい、1本だけのつもりが2本、3本…10本と続けて吸ってしまって元に戻ってしまうというパターンになるようです。

アルコールとタバコがワンセットになって習慣化してしまっていて、お酒に酔うと、いつもより

「禁煙するぞ」という意識が薄れてしまうのかもしれません。ただ、このコロナ禍では会食や飲み会の機会は少なくなっているため、今こそ禁煙のいいチャンスかもしれません。

なお、会社によっては、喫煙のための休憩時間を取っていることで業務効率が低下すると考えている経営者がいます。この節の冒頭に書きましたように、喫煙室で商談や交渉事を行うことができなくなり、一人で1時間に1回5〜10分の喫煙休憩時間を取ると考えてください。午前に2〜3回、午後に4回程度の喫煙休憩時間を取っているとなると、それは1日に30〜70分の業務を放棄していることになります。これは喫煙者と非喫煙者との公平性を欠くばかりでなく、1日にこれだけの休憩時間を取っているとなると、生産性が低下するのは一目瞭然だと思います。このため、「タバコを吸わない人には2万円の報奨金を支給する。また、禁煙できたら2万円の報奨金を出す」という会社があります。ぜひ、この会社のように、社員さんのタバコにまつわる習慣を個人任せにせず、会社全体として見直していただきたいですね。

3-8 運動は足りていますか？

コロナ時代は運動不足時代！　自分自身がトレーナーになって、日々の運動量を見える化しながら、１日の最適な運動量を確保しましょう。運動を怠るとフレイルになってしまうかもしれません。

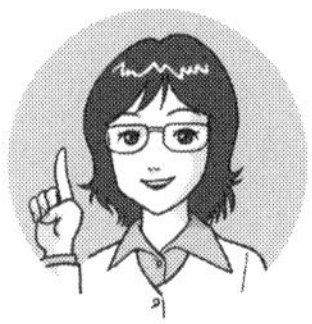

新型コロナウイルス（以下、コロナ）流行後は多くの方々がリモート勤務や在宅勤務となり、通勤のために歩くことがなくなりました。そして、休日でも外出することが少なくなり、ここ１年で慢性的な運動不足に陥ったビジネスパーソンが増えました。「コロナの流行前までは出勤していたから、１日に８０００～１万歩は歩いていたのに、自宅で仕事していると１日に１０００歩も歩きません」といった声を耳にします。中には、自分が１日に歩く歩数を把握しておらず、「食事量はコロナ前と全く同じにしていたので、気がついたら体重が５キロも増えてしまいました」「体重は変わらないのですがウエストが６cmも増えてしまいました」と言う社員さんや、「糖尿病や高血圧、脂質異常症などの生活習慣病が悪化していました」と言う社員さんが少なからずいました。

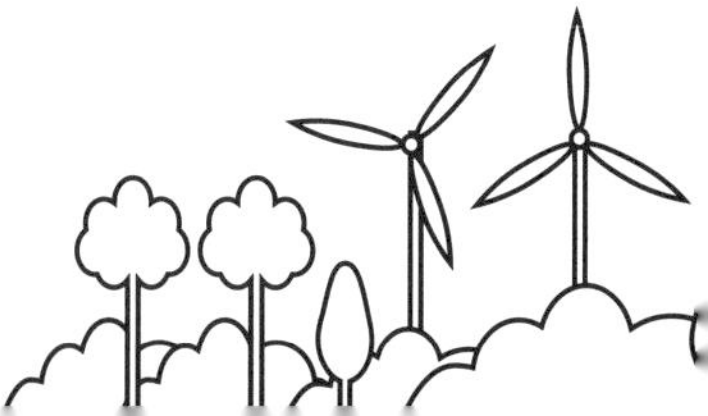

このため産業医としては、「在宅勤務になっても、出社していたときと同じくらいの運動をする習慣をもちましょう」「コロナウイルスが駆逐されたとしても、おそらくリモートワークなどの在宅勤務は働き方の選択肢の一つとして残ると思われるので、在宅勤務のときは自分なりに運動する習慣を作りましょう」と呼び掛けています。しかしながら、現場の社員さんとしては「仕事が立て込んでいて、在宅勤務といっても日中の９～19時までは仕事をしているので、気づいたときには外は真っ暗で、散歩になんて行けない」とか、「定期的に通っていたスポーツジムは密になるから、とても行けないよ」とかという事情で、運動不足になる方が多いようです。

これまでは、そういう方でも重い通勤かばんを抱えてバランスを取りながら満員電車で１～２時間は立っていたり、駅の階段を上り下りしたりしていたことが、自分の思っている以上の運動になっていたのです。

アドバイス

運動不足解消のために私が提案しているのは「始業前の早朝か、お昼休憩にウォーキングをしてみてはいかがでしょうか」ということです。１日30分・８０００歩くらいを初めの目標として設定します。それが難しいようなら、「まずは、その半分の１日15分・４０００歩でもいいから歩きましょう」とお話しします。

ただし、「それもできそうにない」と言う社員さんも当然ながら、います。そのような多くの社員さんには、自分で自分の運動量を数値化（見える化）できていない方が多い気がします。そのような方には「まず１日に自分はどれくらい歩いているかを調べてみましょう」と呼び掛けます。すると、例えば１日１００歩しか歩いていないとわかると、自分の不健康さを数値として理解できるのです。こうなると、医師である私がどうこうと口うるさく言わなくとも自分なりに「まずいな」と思っていただけますし、実はそうなればしめたものなのです。そう思った社員さんはご自身が自分のトレーナーになり、「日々の自分の生活の中で自分はどのような運動ができるのか」「どのような運動だったら長続きするのか」などを自己分析して運動していただけて、うまくいくことが多いです。

その後の産業医としての私の役割は、社員さんに「最近、運動はどうしていますか？」「どんな運動をしていますか？」と定期的に声を掛けて状況を確認して、うまくいっていればほめ、うまくいっていなければ優しく「また頑張りましょう」と励ますことだけです。

実はこの役割は医療者でなくとも、もしかしたらできるかもしれません。最近はスマホには万歩計のアプリがありますし、スマホより進んだ製品のスマートウォッチには歩数計が入っていて、その腕時計から歩き始めてしばらくすると「今日はいいスタートです」とか、座っている時間が長くなると「スタンドアップの時間です」などと連絡が入ります。運動量が見える化されることで、アナログな私でも「少し運動しようかな」という意識になります。

これができたら、次のステップとしてラジオ体操第１を勧めています。私自身も毎朝、

YouTubeで「ガチャピン・ムックのラジオ体操」を観ながら体操しています。最初は数十年ぶりにラジオ体操を行って「こんなにも身体が硬くなっていたのか」と驚きましたが、1週間も続けていると不思議と肩のこりや腰痛が軽くなっていることに気づきました。今では子どもと一緒に朝起きてから3分11秒だけは、真面目にラジオ体操をしています。

なかなか運動を増やせないという方に、息抜きも兼ねて楽しみながら運動できるようにとお勧めしているのは、ゲームを使ったエクササイズです。ゲーム好きな人はリングフィットアドベンチャーなどを遊び感覚で行えるので、運動が苦にならないかもしれません。ゲームで敵を倒しながら運動すれば、苦痛なく腹筋などを鍛えられますよね。同僚や上司と同じゲームをしていると、「今はレベル27だ」とかということが雑談の初めの一歩になり、コミュニケーションが取れるきっかけにもなります。産業医面談をしていると、「休日は息抜きにオンラインゲームしている」という方がいますので、そのようなゲーム習慣のある人にはエクササイズのできるゲームを勧めています。

でも、これらの運動すらも「面倒だ」「時間がない」という方には、起きたときと眠るときに寝転がりながらできる筋トレをお勧めしています。私自身もやっているもので、布団から起き上がる前に布団の上で「なんちゃって腹筋運動」を10回、その後、くるりとうつ伏せになって状態をそらして10秒、その後、また仰向けになってお尻を上げて骨盤底筋を鍛える運動を10回です。それと、入浴後にドライヤーをかけながらスクワットをすることです。私もなかなか運動のための時間などを取れないため、苦肉の策で行っています。

運動不足に注意！

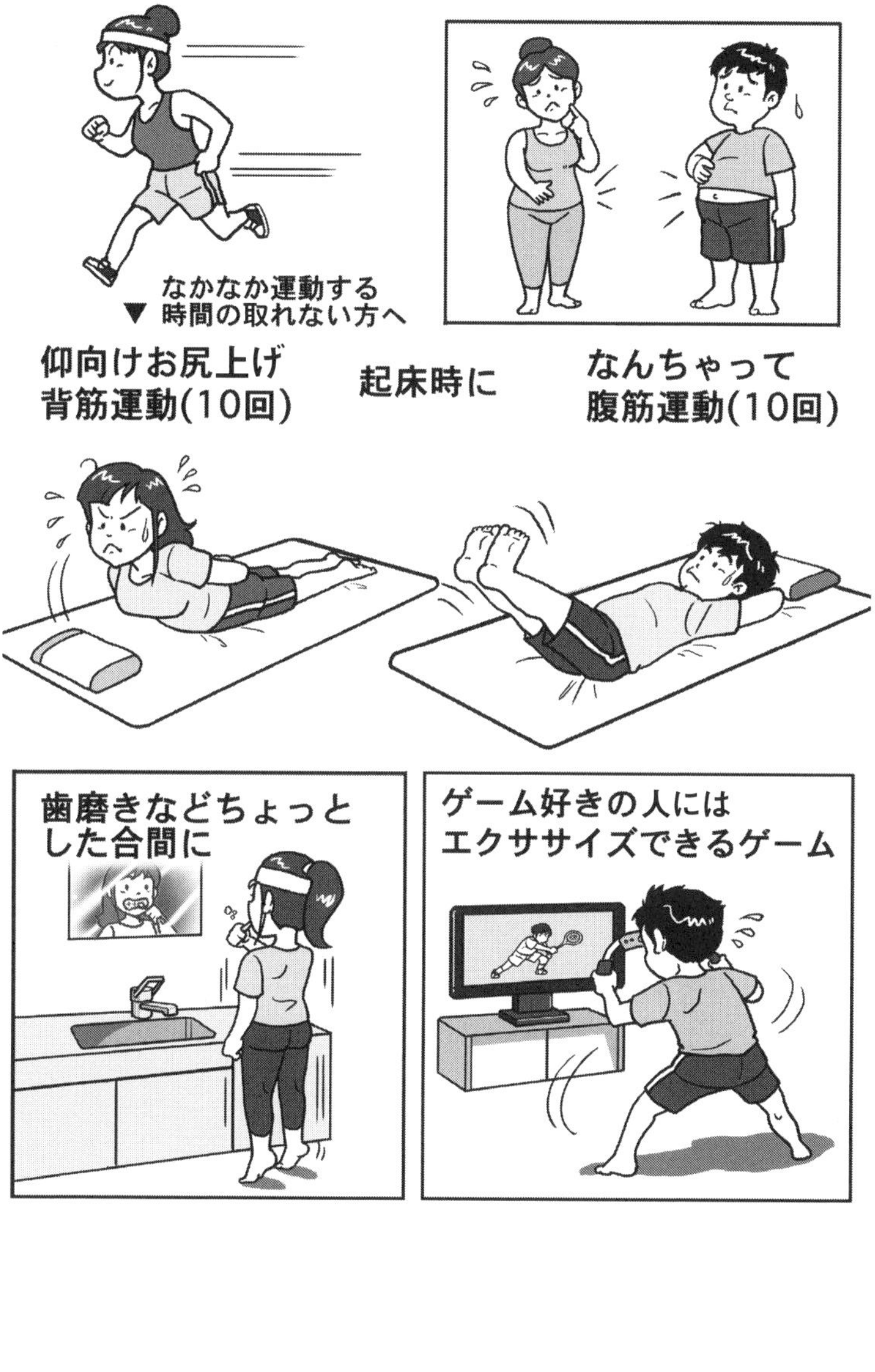
なかなか運動する
▼ 時間の取れない方へ
仰向けお尻上げ
背筋運動(10回)
起床時に
なんちゃって
腹筋運動(10回)
歯磨きなどちょっと
した合間に
ゲーム好きの人には
エクササイズできるゲーム

ある人事役員の方から「1回落ちてしまった筋肉を再建するのって、なかなか難しいですよね。60代の私にとって、実は通勤がいい運動になっていたんですよ」と伺いました。

今回のコロナの流行によってリモート勤務となり、毎日通勤する必要がなくなってしまい、それが原因で筋肉が衰えてしまったなら、年代によってはフレイル（＊参照）に注意しないといけません。人は年齢を重ねていくと体力がなくなり、外出する機会が減り、病気にならないまでも生活するうえでほかの方の手助けや介護が必要となってきます。このように、心と身体の動きが弱くなってきた状態をフレイル、いわゆる虚弱と呼んでいます。日本が長寿社会になった今、一部の世代ではフレイル対策が叫ばれていますが、実は、週5日の完全在宅勤務の方はフレイルのリスクが大きいのではないかなと個人的には思っています。「またまた〜、フレイルなんておじいちゃんやおばあちゃんが心配することでしょう」と言われがちですが、在宅勤務が行き過ぎれば若い方にだってフレイルのリスクがあるのです。

大切なことは各年代に応じた健康管理と、バランスの良い食事、適切な運動、良質の睡眠、メンタルケアだと思います。ただ、この生きるうえでの基本的な知識があまりにも乏しい方がいるのです。おそらく実家で両親と一緒に暮らしていたときには家族とともに自然とできていた規則正しい生活と適度な雑談とコミュニケーションが、一人暮らしになってからうまくできなくなってしまったのでしょう。一度乱れた生活を立て直すのは大変なものです。できれば生活が乱れてしまわないうちに、日々小さな補正を繰り返していくことをお勧めします。

＊フレイルの基準（改定日本版ＣＨＳ基準）

1 体重減少…6ヵ月で2キロ以上の（意図しない）体重減少

2 筋力低下…握力：男性は28キロ未満、女性は18キロ未満

3 疲労感……（ここ2週間）わけもなく疲れたような感じがする

4 歩行速度…通常歩行速度1m／秒未満

5 身体活動…左記の二つのいずれも「週に1回もしていない」と回答

①軽い運動・体操をしていますか？

②定期的な運動・スポーツをしていますか？

参考文献

Satake S. Arai H, Geriatr Gerontol Int. 2020;20(10):992-993

3-9

良い睡眠を取れていますか？

「休日に寝だめしている」という、そこのあなた！
「ソーシャル・ジェットラグ」（社会的時差ボケ）になってはいませんか？
良質な睡眠を取るための一歩として、休日も平日と同じ時刻に起きましょう！

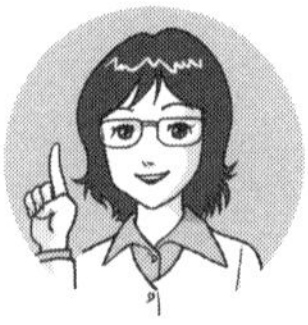

本書の冒頭にも書きましたように、在宅勤務が増えたことで仕事のオンとオフが付けづらくなり、常に仕事のメールをチェックしたりして寝つきが悪くなってしまった方や、新型コロナウイルス（以下、コロナ）への不安のためになんとなく深く眠れなくなった方などが見受けられます。睡眠って、ちょっとした生活の変化の影響を敏感に受けてしまいます。

実は、人間は1日24時間のうちの3分の1から4分の1は寝ているのです。ただし、無意識下での活動であるため、皆さんは睡眠に対して意外と無頓着だと思います。

常日ごろは睡眠に対して無頓着なゆえに、このような有事のときや気持ちが揺らいでいるとき、ライフスタイルが乱れてしまったときに、敏感に睡眠へ影響が出やすいような気がします。

インターネットが普及して、パソコンやスマホで、いつでもどこでも気軽に世界の情報に触れることができるようになりました。情報があふれているこの時代にコロナが流行して、外出する機会や運動する機会が減り、身体があまり疲れなくなったのに、頭の中で思考ばかりが先走り、ぐるぐると考えを巡らせてしまうと、睡眠の質が低下してしまうようです。

眠れないから、普段なら気にならないようなことを考えてしまったり、人生を見つめ直し過ぎてしまったりしています。人生を見つめ直し、立ち止まって考えるのはいいことのように思えます。でも、今の環境では一人きりで考え込むことになります。誰かに相談したくなっても外出自粛なので友人に会う機会が作れず、相談相手がいないまま考え事や悩みを自己完結させてしまう方がいるようです。私は個人的に、疲れているときに熟考してもなかなかいい考えが浮かばないような気がして、そんなときは寝てしまい、朝考えてみようと思うようにしています。

アドバイス

昼間に眠気を催す社員さんや、「休日に寝だめするので、休日は平日より2時間以上も多く寝ている」と言う社員さんがいます。ひどい方ですと「休日は1日中、寝ている」とか、もしくは「休日は疲れて動けない」と言います。実はこのような方は、平日の睡眠時間が少なくて、疲労がたまっているのではないかと思います。ですので、「平日にもきちんと必要な睡眠を取り、一日の疲れはその日のうちに解消するのがオススメです」とお話しします。

まず、基本中の基本ですが、「就寝1～2時間前はスマホや、パソコン、オンラインゲームなどをしないように」と念を押すように話しています。寝る前に、あの鮮やかな画面を見ると眠れなくなりますし、ましてやオンラインゲームなどをしていると興奮して、さらに眠れなくなってしまいます。交感神経優位の状態になってしまっているからです。

仕事開始に準備が必要なように、寝る前にもよく眠るための準備として液晶画面を見ないことが必要になります。このアドバイスは最近ではテレビや雑誌に取り上げられるようになったので、10人のうち2人くらいの社員さんから「あっ、先生、それはテレビでだれかが言っていました！」と言われるようになりました。

そのほかにも、「寝る前には温かい飲み物（もちろんカフェインレスのもの）を飲む、アロマオイルをディフューザーで活用する、ぬるめのお風呂につかるなど、自分なりの入眠の儀式や習慣をもつといいですよ」とお話ししています。これはしっかりと睡眠を取るために、副交感神経優位の状態にスイッチを切り替えてほしいからです。

そして、仕事への環境作りが大事なように、当然、眠るための環境作りも大事なわけですので、「基本的に寝室には寝るためのもの以外のものは置かないようにしましょう」とお話しします。また、「万が一、トイレに行きたくなって途中で目が覚めてしまっても、そのとき時刻を確認するのはやめましょう。時間が気になって、かえって眠れなくなる可能性がありますからね」とアドバイスしています。

また、睡眠はリズムが大切ですから、平日と休日の寝ている時間帯を同じくらいにすることが理想的なのですが、「もし就寝時刻がバラバラになってしまうのならば、せめて起床は一定時刻にするように」とお話ししています。そして、「朝起きたらベランダにでも出て、朝日を浴びるように」と付け加えています。「えー、そんなことをするの？」と思うかもしれませんが、人間も動物ですので体内時計というものをもっています。その体内時計はとても正確で、24時間刻みならいいのですが25時間刻みらしいのです。だから、洞窟のような暗いところで生活していると、1日1時間ずつずれていってしまうということです。これではまずいので、睡眠が不規則な方には体内時計について説明し、「そのリセットのために、朝起きたら日の光を浴びましょう。そして、できれば朝の散歩をしましょうね」と勧めています。さらに細かいことを言いますと、「夕方以降のカフェイン摂取は控えめにするように」という話もしています。

2006年にドイツの時間生物学者ティル ローレンベルク Till Roenneberg 教授が「ソーシャル・ジェットラグ」という概念を提唱されています。教授は、平日は仕事、学校、家事などに社会的な制約があるために規則正しく寝て起きているのに、そのような社会的な制約を受けない休日は、体内時計に従って寝て起きるため、平日と休日とで睡眠時間がずれてしまうということを指摘しています。休日は遅く寝て遅く起きてしまうため、週末に異国へ旅行に来ているかのように身体は錯覚してしまい、体内時計が狂ってしまうのです。すると、翌週の月曜日はいわゆる時差ボケになってしまい、日中に眠気を感じてしまいます。これでは、仕事の生産性は上がりませんね。

体内時計を規定するものの一つに、脳内の松果体で生合成されているメラトニンと呼ばれるホルモンがあります。明るい光を浴びると体内のメラトニンの分泌は抑制されるため、日中のメラトニン分泌量は低く抑えられます。夜になるとメラトニン分泌量は増えるのです。休日の2日間に朝寝坊した人のメラトニン分泌量を平日と比較した場合、金曜日の夜に比べて日曜日の夜は、メラトニンの分泌されるタイミングが遅くなりますし、その量も少なくなります。このため、日曜日の夜の寝つきが悪くなってしまうのです。

これまでも私は産業医として、睡眠に問題を抱えるビジネスパーソンに、細かくアドバイスしてきたのですが、産業医をしていると、現代人の不眠の多くはこの「ソーシャル・ジェットラグ」が原因なのではないかと疑ってしまいます。それ以外の原因としては、寝る前にスマホやパソコンの明るい光を見ているとメラトニン分泌量が減ってしまうということがあります。私は皆さんに不眠の原因を説明して、より良い睡眠への丁寧なアドバイスをすることが大切だと思っています。

この間、以前に産業医として勤務していた企業の管理職の社員さんに会ったところ「今いる会社はコロナの影響で業績が傾いて、従業員数も50人未満ですし、産業医を置けないんです。だから、メンタルを病んでいる感じで困っている部下に、先生から受けた睡眠と運動のアドバイスをしたら、『2週間で体調が良くなってきた！』と言われました」という報告をいただきました。

そのほかにも、やはり管理職の方が部下に対して「学校を卒業しているのだから、就職する前に当然できていると思っていた『食べる、寝る』という基本的なことを、できていない部下がいることに気づきました。それからは、そこをきちんと確認して、必要な場合にはアドバイスするようにしています」と語ってくれた方もいます。それらを聞いて、産業医が毎回アドバイスしなくとも、適切なタイミングで適切な人がアドバイスをしていれば、人は体調回復できることもあるのだなと納得しました。

そして、これも産業医によく相談されることですが、「明日はあれもやらなければ、これもやらなければと寝る前に仕事のことを考えてしまって眠れない」と訴える方がいます。そういう方には、「むしろ寝る前に明日やるべきことをメモに書き出して、それらに優先順位を付けて安心して眠ってください」とアドバイスしています。

参考文献

M Witmann et al. Chronobiol Int. 2006 ; 23 (1 – 2) : 497 – 509

A Taylor et al. Sleep and Biological Rhythms. 2008 ; 6 : 172 – 9

参考サイト

メラトニン　e - ヘルスネット　厚生労働省 生活習慣病予防のための健康情報サイト

COLUMN 4

睡眠

本文で睡眠の話を書いてきましたが、私自身、10年以上前から睡眠外来を担当しております。その外来患者さんの多くは、睡眠時無呼吸症候群のため、治療を受ける方々です。

睡眠時無呼吸症候群（Sleep Apnea Syndrome）とは、睡眠中に何度も、気道（空気の通り道）が閉塞したり、狭くなったりすることによって、呼吸が浅くなったり、止まったりして、体内の低酸素状態が発生する病気です。

実は、睡眠時無呼吸症候群の患者さんの多くは、自分には特に自覚症状がないという人が多いです。しかし、そういった患者さんの話を聞くと、起床時の頭痛、日中の眠気、クルマの運転中の眠気などを経験しているのです。ところが、その人にとって、これらの事象は日常であるため、本人はそれが健康問題だと気づかないようです。治療を開始してから、自分は、治療前は深く眠れていないのだと気づく人がたくさんいます。

その睡眠外来を受診するきっかけも、他の病気で入院中に主治医から指摘されたり、テレビ番組の睡眠時無呼吸症候群の特集を見て不安になったり、あるいは、夜中のいびき、就寝中の無呼吸を家族や、一緒に旅行にいった友人から指摘されて来院する人がほとんどでした。

睡眠外来での経験から、良質な睡眠が取れていないということは、仕事の生産性が大きく低下しますし、睡眠障害などの病気が隠れているのであればさまざまな合併症を生み出したり、場合によっては寿命を縮めてしまったりすることを骨身に染みて感じました。

このため、企業で、産業医として、面談をするようになってからも、肥満体型の社員さんにはもちろんのこと、ややぽっちゃりな体型の社員さんであったり、生活習慣病が悪化した社員さん、顎の小さい社員さん、あるいは閉経後の女性社員さんなどには、私からも、積極的に、

- **「寝ているときにいびきをかきませんか？」**
- **「ご家族に寝ているときに呼吸が止まっていたと言われたことはありませんか？」**

と、質問するようにしています。

すると、みな一瞬、驚いた顔して、そういえば、飲酒後にいびきがひどいと家族から言われたとか、久々に実家に帰省したときに呼吸が止まっていると家族に言われたとお話されることが少なからずあります。そんな社員さんには、睡眠外来に紹介して、簡易睡眠検査、睡眠時ポリソムノグラフィー検査するように勧めています。検査の結果、睡眠時無呼吸症候群と診断され、睡眠時無呼吸症候群の第一選択の治療法であるＣＰＡＰ治療（Continuous Positive Airway Pressure ；持続陽圧呼吸療法）を開始され、仕事の生産性も上がったという社員さんが何人もいました。

このＣＰＡＰ治療とは、夜間、気道（空気の通り道）が閉塞もしくは狭くなってしまうことを防ぐために、マスクから一定の圧力で空気を送り、物理的に気道を広げて、睡眠中の無呼吸を防止する治療法であり、１９９８年から日本で健康保険適用になりました。

また、産業医として企業を訪問していると、上司から、「最近、仕事中の居眠りをしている部下がい

て困っています」と相談されたことがありました。そのくだんの部下の性格は真面目だし、サボっているようにも見えない、ただし、ほぼ毎日、お昼ごろに居眠りしているから、何か病気があるのではないかと思うと上司の方は言いました。実際に、その部下の方を睡眠外来に紹介しましたところ、睡眠障害を指摘され、治療を開始しました。

最近は、自宅で検査できる簡易睡眠検査の精度も以前よりも改良されておりますし、その後、治療やエビデンスも確立してきつつあります。このため、1998年にCPAP治療が健康保険適用になった当初より、より気軽に検査や治療が受けられるようになりました。

睡眠障害の中でも、特に睡眠時無呼吸症候群はさまざまな合併症を有する点、自覚症状はあまり感じることがない点など、糖尿病と似ている部分があるような気がします。

睡眠時無呼吸症候群があると、糖尿病や高血圧のリスクが約2倍になったり、脳卒中のリスクが3.5倍、心不全のリスクが4.3倍、寿命が短くなるという報告もありますし、一部には認知機能の低下にも関連するという報告があります。他にも睡眠時無呼吸症候群の人はうつのリスクは約5倍という報告もあります。

これまで、睡眠医療に携わってきた内科医としても、産業医としても、睡眠時無呼吸症候群であった場合には、その代表的な治療であるCPAP治療導入は非常に大切なことであると考えています。

睡眠時無呼吸症候群の発症には、前述した顎が小さいなどの骨格の問題である場合や、飲酒、ホルモンバランス等も影響しますが、やはり、体重の管理が重要になってきます。

このため、私が危惧しているのは、前の章で今回のコロナ流行後リモートワークで、太ってしまった人の話を書きましたが、当然ながら、急激な体重増加によって睡眠時無呼吸症候群になってしまう人がいるのではないかということです。

実際に、30代の女性で、もともと体重55キロの普通体型の社員さんで、妊娠中に太ってしまった方がいました。出産後も体重が戻らず、育休後、復職したけれども、新型コロナ流行後のリモートワークによって、運動量が減少して、育児や仕事からのストレスで食べてしまい、25キロも体重が増えてしまったそうです。最近では、日中の眠気が強いし、旦那さんから、リモートワーク中も居眠りしてしまう、さらに「この頃いびきがうるさい」と指摘され、産業医面談に来られました。その方には減量をオススメするとともに、睡眠外来に紹介しましたところ、簡易睡眠検査となり、その結果、重症の睡眠時無呼吸症候群と診断され、CPAP治療開始となりました。治療開始後は、日中の眠気や夜間のいびきも解消され、仕事の生産性だけでなく、日々の家事の効率が著しく上がったそうです。

このように、これからはリモートワークによって、運動不足やアルコール多飲などが起こり、その結果、体重が増えてしまうリスクがあります。特に在宅勤務になると、これまで以上に、周囲の目からは、日中の居眠りや眠気などの症状が気づかれない可能性があります。今後は、メンタル不調による不眠だけでなく、リモートワーク導入によって増加するかもしれない、隠れ睡眠時無呼吸症候群についても注意していきたいところですね。

参考文献
Mokhlesi B, et al. Eur Respir J 2016;47(4):1162-1169
Oldenburg O et al. Eur J Heart Fail. 2007 Mar;9(3):251-7

3-10 お昼休憩や仕事終了後、および休日はどのように過ごしていますか？

お昼休憩のときや、仕事が終了したあとは、仕事スイッチをオフにして、ちょっと高価な部屋着を着て、高級な紅茶やコーヒーを飲んで、ゆったりタイムを過ごしませんか？オンとオフを切り替えたほうが、その後の仕事効率が上がるかもしれません。

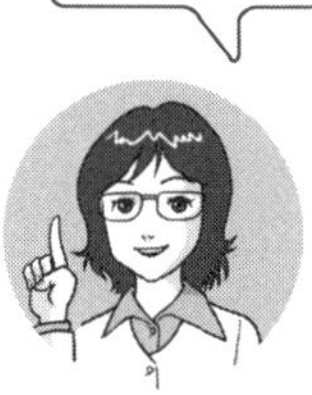

まず、お昼休憩の過ごし方ですが、「お昼は思い切って、1時間しっかり休憩するようにしてください」とお話ししています。産業医面談をしていると、1時間きっちりとお昼休憩を取っている人は割と少ないという印象を受けます。「ついつい仕事を続けてしまって、おにぎりやサンドイッチを食べながら仕事してしまう」という人が結構多く見受けられます。私に言わせると「その時間って、もはや休憩時間ではなくなっていますよね？」という感じです。また、「平日のお昼は時間がなくて、カップ麺で済ませます」という方はもっと不健康です。自分で自分のことをあまりに粗末に扱い過ぎているように感じます。

そもそも「コロナ流行前の毎日出社していたとき、皆さんは同僚や上司と一緒にオフィスの外へランチを食べに行って、雑談しながらしっかり1時間は休憩を取っていたのではないでしょう

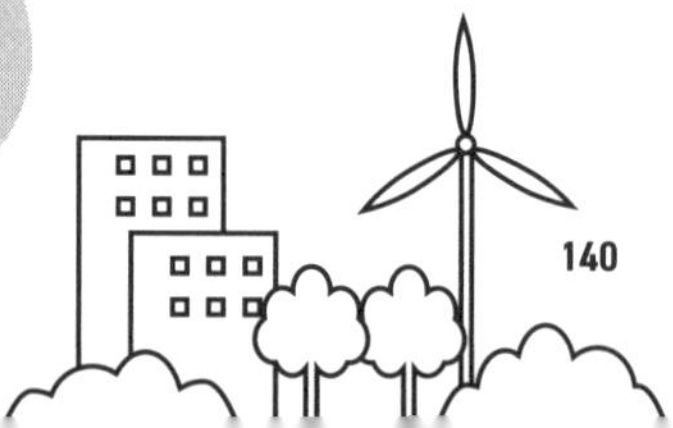

か?」と疑問をもってしまいます。

休憩が取れなくなるほど急激に仕事量が増えてしまった会社もあるとは思います。確かに業種によってはそれも考えられますが、それほど仕事が激増したのならば、産業医の視点としては「お昼休憩を取らずに働く人を増やすよりも、部署の人員を増やすように」と上司に言うべきですし、職場の人員配置について会社に働き掛けたいと思っています。

実際に「お昼休憩をしっかり取りましょう」とアドバイスすると、その瞬間、多くの社員さんがはっとした顔をして「そうですね。そうします」と言われます。ですから、皆さんはお昼休憩中もなんとなく仕事してしまっているのではないかと分析しています。

午後の仕事が終わったら、仕事関係のメールやLINEなどは一切確認しないということを徹底していただきたいと思います。これは基本的に休日中も同じです。コロナ流行前からすでに始まっていた働き方改革に通じることとして、今や「業務時間外に連絡するほうが非常識なのだ」という認識が広まりつつあります。しかし、会社によってはまだまだ「とにかく一刻も早くメールに返信しなくては」という意識をもつ管理職の方がいます。ただし、産業医としては「業務時間外に連絡してきた相手に返信をしてしまうと、そういうものだと思われてしまうので、勇気をもって返信しないでください」と社員さんにお話ししています。

これほど強くお願いするのは、仕事が終わったあとや休日に仕事の連絡を見てしまうと、頭の中が仕事モードになって交感神経にスイッチが入ってしまい、これが長期的になると、やはり仕事のオンとオフが付けづらくなってしまうことにつながるからです。

私はコロナ流行の前から相談に来る社員さんに「仕事のことを考えながら散歩する」「仕事のメールをチェックしながら食事をする」というのは、もう散歩の時間でも食事の時間でもなく、その時間は仕事していることになりますよ」と言っていました。まず仕事は一旦脇に置いて、散歩するなら散歩すること自体に、食事するなら食事すること自体に集中したほうがいいのです。「ながら仕事」はやめましょうということです。

リモートワークなど職場以外で仕事をするときにも、自分なりに工夫して仕事のオンとプライベートのオフを作ることです。仕事モードとプライベートモードの切り替えをうまくしたいものです。

今回のコロナ流行で社員さんたちを苦しめたのは、仕事や日々の生活の変化ではなく精神的な苦痛でした。これまで気晴らしになっていた趣味のこと、例えば釣りに行ったり、スポーツクラブで汗を流したり、友達や職場の同僚と食事や飲み会をすることでノミニケーションを図ったり、イベントに参加したり、観劇や映画を楽しんだりしていたことがすべて禁止となってしまったことです。特に第１回目の緊急事態宣言発令中は、この事態がいつまで続くかわからないという状況で、欧州から続々とコロナによる死亡者が増えているというニュースが入ってきて、現在よりもコロナというウイルスがどういうものかをよくわかっておらず、皆さんの心の中に得体の知れない恐怖が蔓延していました。その状況がさらに想像以上の恐怖や不安を駆り立てたのかもしれません。

アドバイス

企業の産業医面談の際や、内科医として勤務する診察室で、私がよく話していたのは「一歩も外出しないという極端な生活はあまり望ましくない」ということでした。例えば「ちょっとベランダに出て外気に触れるとか、あまり人通りが多くないような時間帯にマスクをしながら散歩してみるように」とよくアドバイスしていました。

そして、これもコロナ禍での工夫の一つだと思うのですが、おうち時間が長くなって、部屋着やパジャマにお金をかけるようになった方が多くいます。実際に、通販で２万〜３万円の高級パジャマを販売していた会社が創業以来一番の売上げとなったという話を聞きました。また、数万円もするような高級ブランドの刺繍入りのＴシャツや、ゆったりしたズボンを夏用と冬用に２着ずつ購入して、おうち時間を贅沢に過ごしているという友人もいます。その友人は「コロナ流行前は六本木の高級ブランドの店員に『このＴシャツをパジャマにするなんてもったいない』って言われていたけど、最近では『コロナ禍になってからはお気持ちわかりますよ』と言われた。私の時代が来たのよ！」とドヤ顔で言っていました。彼女の解説では「おうちで自分が大好きなブランドの服を着て過ごし、それで寝るということは最高の贅沢であり、気分転換になる」ということでした。私は「そんな気晴らしもあるのね」と妙に感心しました。

「仕事のオンとオフを付けるために、休憩時間や、夜のちょっとした時間に『自分へのご褒美』という感覚で、少し高価な紅茶やコーヒー豆を購入して飲んでいる」という社員さんもいました。

医療職の私としては第1回目の緊急事態宣言が発令されたときは、皆さんと同じように、まだコロナの実態が今ほどわからない中で先の見えない不安があったものの、医療面だけではなくて経済面などを含めて考えると、このまま1年以上も緊急事態が続くとは思えなかったですし、学校などが延々と休業になる可能性も低いのではないかと思っていました。

そして自分自身は、もっと長期的に時代を見ることを考えました。以前には結核や肝炎ウイルス、HIVウイルス、新型インフルエンザウイルスが流行したときがあり、その当時は大騒ぎとなって「死の病」などと言われましたが、さて、現代ではどうでしょうか。内心、「まあ、明けない夜はないよね。たとえコロナといえど淘汰もしくは、インフルエンザウイルスのように人類と共存する日が来るだろう」と考えていましたし、今も同じ思いです。

エピローグ

コロナが終焉したら

新型コロナウイルス（以下、コロナ）の流行が終わっても、
リモートワークは継続して、働き方はより多様化してくるでしょう。
ビジネス社会の新しい時代の幕開けともいえます。
仕事はメンバーシップ型からジョブ型に移行するでしょう。
仕事に対する評価はより一層、成果評価型になっていくと思います。

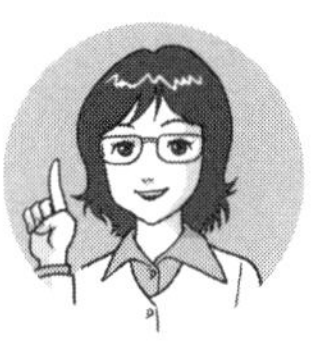

今も「ワクチンだ」「変異株だ」と騒がれながら世界中を脅威に落として入れているコロナですが、将来的にはおそらく、季節性インフルエンザのような存在になるといわれています。しかし一度変化してしまった働き方やライフスタイルは、コロナ流行前どおりには戻らないだろうと私は思っています。例えば、都心や地方都市にオフィスを構えて高い家賃を払っていた会社は、リモートワークにしてオフィス面積を減らしたことで大幅にコストカットできたそうです。ですから、いくらコロナ流行が終わったからといって、コストカットできた部分をそうやすやすと元に戻すことはしないでしょう。

それにプラスして、日本全体が少子高齢化によって労働力はどんどん減っています。日本の総人口が減ってきているため、市場は縮小しています。こうなると、日本の企業の中には、これまでより積極的に海外市場を開拓しなければ死活問題となるような企業があるでしょう。外国人労働者を受け入れていかなければならなくなる企業もあるでしょう。さらにプラスされるものとして年金や医療費高騰の問題があるため、以前は定年退職していた60代や70代の方々や、がんなどの基礎疾患をもつ社員さん、そして女性にも、社会で活躍することが求められています。日本の労働人口が減っているため、都会という限られた地域だけで有能な労働者を見つけるよりも、デジタルツールを駆使しながら、地方や世界に有能な人材を求めていく企業が増えてくると思います。このような状況によって働き手のバックグラウンドが多様化するとともに、当然ながら生き方や働き方も多様化してきており、それが今回のコロナの流行を契機に加速していくと思います。

でも、私自身は時代が変わっても人間の本質はそれ程大きく変わっていないのではないかと思っていますし、「人間って急激な変化に弱い」という気がします。だから、大きな変化の波が来た瞬間は、悲しいことですが、その波からこぼれ落ちそうになる、もしくはこぼれ落ちてしまう方がいると思います。しかし、その方々がこぼれ落ちたままになるのではなくて、すくい上げられる、もしくは自力ではい上がることができ、そして、うまくバランスを取りながら、その変化の波や時代の波にうまく乗っていってほしいと思います。

奇跡の社員の話

ここで「奇跡の社員」について話したいと思います。

実は、このコロナ禍になっても、すごくうまく適応して仕事ができていた奇跡の社員さんがいました。その社員さんは平時のこれまではあまり目立たない感じの人でしたが、コロナ流行後の自分の体調管理だけでなく、遠隔でデジタルツールを活用した部下への指示やコミュニケーションの取り方がすごく上手なので、にわかに目立ってきたのです。

すると、その社員さんだけでなく、その人の部下たちも慣れないはずの在宅勤務にもかかわらず生き生きしてきて、遠隔であっても上司とうまくコミュニケーションが取れていると自覚するようになり、その上司からチャット上に的確な指示が来ると、オンラインで必要に応じたやり取りができるようになったというのです。部下たちは「安心して仕事できている」と言い切るのです。

その奇跡の社員さんはこれまでのオフィスでは、切れ者という方ではなく、あまり目立たないおとなしい方でしたから、産業医の私もびっくりして、そんな適応能力が高い、奇跡の社員さんと面談や打ち合わせをしている合間の雑談の中で、思わず「在宅勤務になって、ご自身もあなたの部下も生き生きと仕事をされていて、すごいですね～！　何かコツがあるのですか？」と尋ねると、照れたように微笑みながら「実は以前、個人事業主として自宅で仕事していました。そのときは遠隔でデジタルツールをうまく活用して、外部の人に仕事を依頼したり、その業務をマネジメントしたりしていました。そして、時には外部から仕事を依頼されたりもしていたので、その過去の経験から、こういう働き方に慣れているんです。だから、コロナ禍になっても困っていません」と話してくれました。「以前に学んだ経験値を生かして、今のこのような状況になっても自身の仕事やマネジメントができている」ということです。

この話を聞いて「ああ、これからなんだな」と実感しました。何がこれからかというと、今後、リモート勤務や在宅勤務での自分や部下の体調管理、デジタルツールを活用した仕事の仕方やマネジメントの知見がたまっていくだろうということです。仕事の仕方や解決策の蓄積ができれば、時代が変わっても人間はそれにいつか順応でき、不安はなくなるのではないでしょうか。ですから、このコロナ禍期間も不安にならず、しなやかに乗り越えていけるといいですね。

メンタルヘルスケアをしつつ仕事へのモチベーションを上げられる施策

最後になりますが、コロナの流行によってリモート勤務が多くなり、デジタルツールが世界中で一気に普及しました。それに伴い、ますます働き方や、働く場所、働く時間が多様化したとともに、それに引きずられてライフスタイルも多様化しました。おそらく、コロナを封じ込められる日が来たとしても、今回のことで普及したリモート勤務やデジタルツールの活用は残っていくことでしょう。これは端的には選択肢が増えたといえますが、その代償として高い自己管理能力が求められる時代になったと思います。これはまた、一つの新しい時代の幕開けともいえます。

そして、今までなら出勤して仕事をしていれば、「あいつ、毎日残業して頑張っているな」と言われたり、日々の上司や同僚との雑談の中で自分の仕事に対する考え方などを評価されたりしていましたが、これだけ働き方が多様化すると、仕事もメンバーシップ型からジョブ型に移行するでしょうし、仕事に対する評価はより一層、成果評価型になっていくと思います。実のところ私は、特に日々の変化が少なかった時代に会社で時間をつぶすような過ごし方をしていたサラリーマンだった方々には、厳しい時代がやってきたと感じています。

淘汰されてしまう従業員が少しでも減るように、経営者や人事労務担当者は産業医とチームとなり、一丸となって従業員のヘルスリテラシーを上げられるようにしなければと思います。そして、セルフケアへの啓発をするとともに、従業員がそれぞれにメンタルヘルスケアをしながら仕事へのモチベーションを上げられるような施策を会社が実施していくことが大切だと思います。

本書が、リモートワークする社員さんはじめ、その会社の経営者や人事労務担当者、産業保健関係者の皆さんにも役立つものとなれば幸いです。

著者略歴

山越　志保 （やまこし しほ）

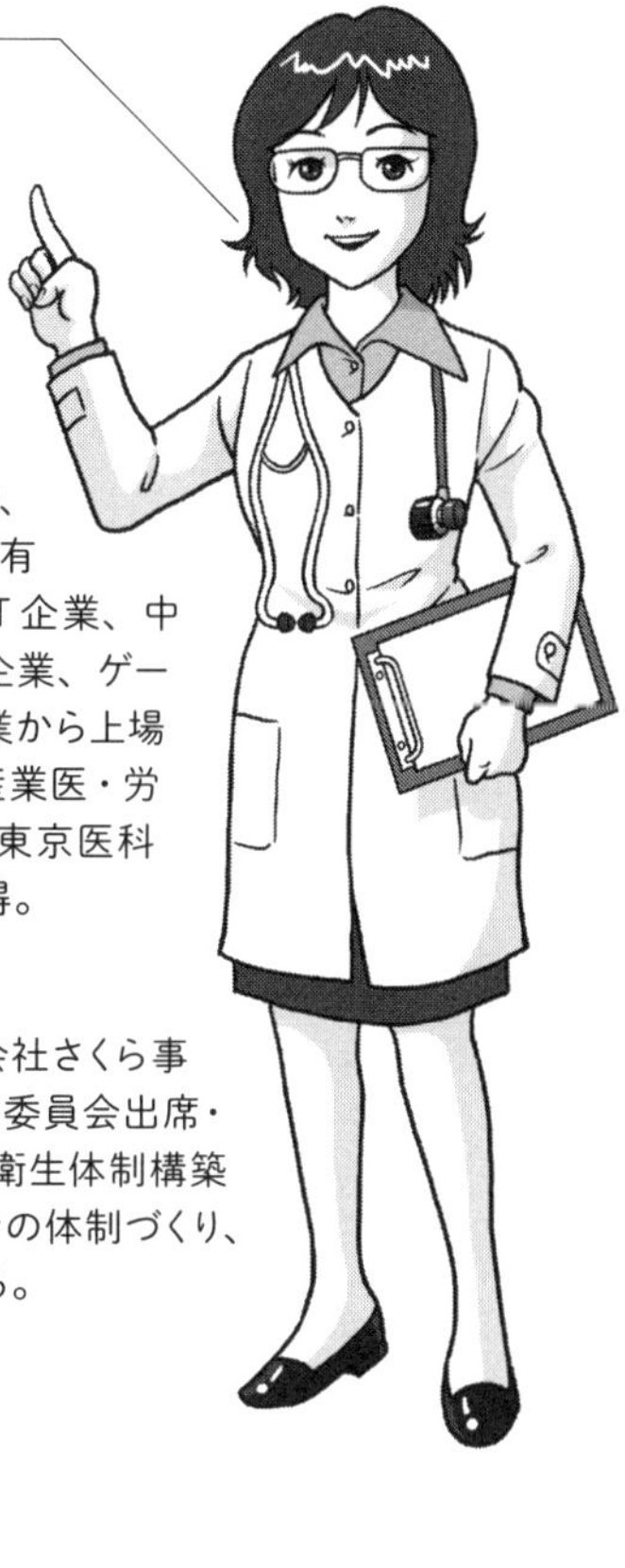

福島県立医科大学　医学部　医学科卒業。
福島県立医科大学附属病院で初期研修後、
虎の門病院で後期研修終了。

虎の門病院、都内の大学病院で内科医・呼吸器内科医として勤務しながら、日本医師会認定産業医を取得し、産業医としての業務を開始。その後、国家資格である労働衛生コンサルタントを取得。これまで、化粧品会社、野菜水耕栽培企業、特定化学物質・有機溶剤を扱う製造業 / 機械業、半導体メーカー、IT 企業、中国系不動産会社、外資ワイン販売会社、アニメ制作企業、ゲーム会社、出版社など、ベンチャー、上場を目指す企業から上場している大手上場企業まで、多岐にわたる企業で、産業医・労働衛生コンサルタントとして業務を行う。2015 年に東京医科大学大学院に入学、2018 年に卒業、医学博士を取得。

株式会社さくら事務所　代表取締役
現在は、都内クリニックで内科医をしながら、株式会社さくら事務所を設立し、通常の産業医業務（面談・安全衛生委員会出席・職場巡視など）にとどまらず、企業内での労働安全衛生体制構築の支援とコンサルティング、メンタルヘルスケア及びその体制づくり、健康教育・講演、管理職研修、研究なども行っている。

株式会社さくら事務所 WEB サイト
https://sakura-zimusyo.jp/

保有資格

医学博士、日本医師会認定産業医、労働衛生コンサルタント（保健衛生）、日本産業衛生学会専攻医、社会医学系専門医、メンタルヘルス・産業保健法務主任者、作業環境測定士、日本内科学会認定医、日本内科学会総合内科専門医、日本呼吸器学会呼吸器専門医・指導医、厚生労働省がん等の治療に携わる医師等に対する緩和ケア研修会修了

健康リモートワーク読本

［コロナ新時代の働き方］

2021年11月30日　第1刷発行

著　作　　山越 志保

発　行　　松嶋 薫

株式会社メディア・ケアプラス
〒140-0011 品川区東大井3-1-3-306
電話：03-6404-6087
FAX：03-6404-6097

印刷・製本　日本ハイコム

ISBN 978-4-908399-12-1 C2077